Carola Bleis

Die Bindegewebsmassage

W0285582

Carola Bleis

Bindegewebs-Massage

Reflexzonenbehandlung am Rücken

Muskelblockaden lösen
Organfunktionen verbessern

Mit Fotos von Eva Rischar

Ryvellus
bei Neue Erde

Hinweis des Verlages
Die Bindegewebsmassage gehört zu den ganzheitlichen manuellen Behandlungsformen. Sie ist nebenwirkungsfrei. Trotzdem ersetzt sie im Krankheitsfalle nicht eine ärztliche Therapie oder Beratung. Bei Unklarheiten konsultieren Sie bitte einen Arzt oder Heilpraktiker Ihres Vertrauens.

1. Auflage 2010

Carola Bleis
Die Bindegewebsmassage

© Carola Bleis/Neue Erde GmbH 2010
Alle Rechte vorbehalten.

Alle Bilder von Eva Rischar, außer
Seite 8: Mircea Bezergheanu/shutterstock
Seite 13, 14, Klappen: LifeART - medizinische Illustrationen
Seite 15: Dragon Design, GB (Organe), Matthew Cole/shutterstock (Nerven)
Seite 17: Andrea Danti/shutterstock
Seite 26: Ewald Kliegel - aus »Landkarten der Gesundheit«
Model: Marlena Kaczmarczyk

Satz und Gestaltung:
Dragon Design, GB
Gesetzt aus der Rotis Serif und Sans Serif

Gesamtherstellung: L.E.G.O. S.p.A. Lavis (TN)

Printed in Italy

ISBN 978-3-89060-542-5

Neue Erde GmbH
Cecilienstr. 29 · 66111 Saarbrücken · Deutschland · Planet Erde
www.neue-erde.de

Inhalt

Vorwort

Fühlen Sie sich manchmal ausgebrannt, müde, gestreßt?

Dann schenken Sie sich Momente, die Sie zu Ruhe und Kraft führen. Finden Sie mit einer Massage zu Ihrem körperlichen und geistigen Gleichgewicht zurück.

Ob Sie eine Massage geben oder ob Sie eine Massagebehandlung bekommen, in jedem Fall löst sich der Streß, und auch manch andere Belastungen verschwinden.

Vielleicht finden Sie auf diese Weise ein immer besseres geistig-seelisches Gleichgewicht; Entspannung bei gleichzeitiger Wachheit stellt sich ein. Von einer Massage gehen harmonisierende Effekte aus, die Ihr Wohlbefinden stärken.

Neue Energie tanken, neue Energie spüren!

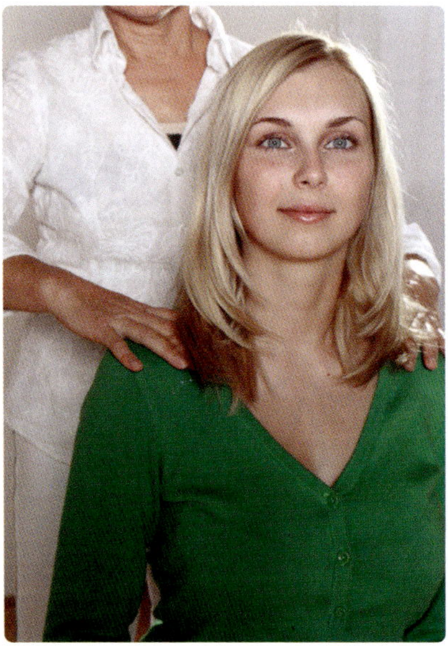

Einleitung

Wie wichtig ist Massage?

Massage ist eine der ältesten und bekanntesten Heilkünste überhaupt. Im Orient wird sie bereits in jahrtausendealten Texten erwähnt. So findet in Indien die Massage etwa 3000 Jahre v. Chr. bereits Erwähnung. Speziell in der ayurvedischen Heilkunde gibt es Überlieferungen von Massagen mit Ölen und Kräuterextrakten, die den Selbstheilungsprozeß aktivieren. In Südostasien gehören Massagen einer langen Tradition folgend zu einer selbstverständlichen Gesundheitsvorsorge.

Die Ärzte im alten Griechenland und in Rom zählten Massage zu den wichtigsten Therapieformen zur Heilungsförderung und Schmerzlinderung. Hippokrates, Vater der Medizin, vertrat die Meinung, daß jeder Arzt, neben allen anderen Heilmethoden, auf jeden Fall auch die Massage beherrschen sollte.

Eine Entwicklung in den sechziger Jahren des vorigen Jahrhunderts sorgte dafür, daß auch bei uns die Massage wieder an Bedeutung gewann. Denn es fand allgemein eine Rückbesinnung auf alte traditionelle Heilmethoden und fernöstliche Heilphilosophien statt, bei denen Körper, Geist und Seele eine Einheit bilden. Die moderne Medizin hingegen hatte bis dahin die Körper- bzw. Krankheitssymptome meist von der betroffenen Person getrennt und das Krankheitsgeschehen selten ganzheitlich verstanden.

Wie wichtig ist Berührung?

Untersuchungen haben ergeben, daß unser Immunsystem durch seelische und emotionale Faktoren beeinflußt wird. So schwächen unter anderem Dauerstreß, Kummer und unfreiwillige Einsamkeit unser Immunsystem. Wir werden hierdurch anfälliger für Krankheiten, unsere Widerstandsfähigkeit wird herabgesetzt.

Berührungen wirken über die Haut direkt auf das limbische System, ein Areal im Gehirn, welches Einfluß auf unser Gefühlsleben hat. Diese Erkenntnisse aus wissenschaftlich gestützten Erhebungen sind bei allen

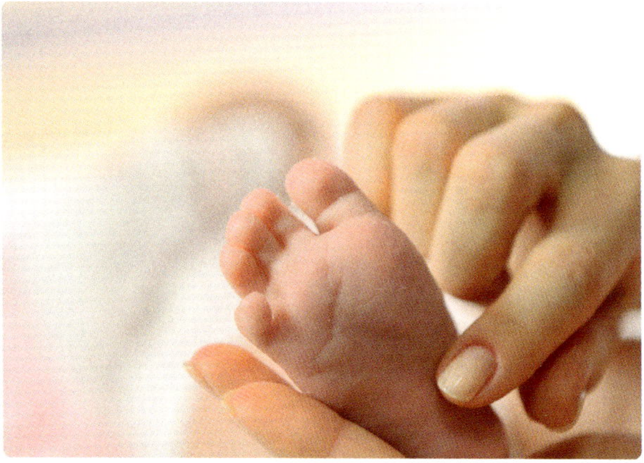

Massagetherapien von großem Nutzen. Für siebzig Prozent der Krankheiten sind belastende Ereignisse die Ursache, davon gehen verschiedene Untersuchungen aus.

Einige Wissenschaftler vertreten die These, daß unser Körper ungelöste Spannungen und unterdrückte Gefühle speichert, worüber unter anderem auch unser, in dem Fall meist erhöhte, Muskeltonus Aufschluß geben kann.

Hochgezogene Schultern, angespannte Kiefermuskulatur, festgezogene Gesichtsmuskeln, ein steifer Nacken, ein gebeugter fester Rücken sind häufig mit ganz speziellen emotionellen Reaktionen verbunden. Diese manifestieren sich unter Umständen in einem entsprechenden Krankheitsbild. Viele von uns kennen Rückenschmerzen, den Spannungskopfschmerz, nächtliches Zähneknirschen oder ähnliches, was in direktem Zusammenhang mit einem erhöhten Muskeltonus gesehen werden kann.

Berührung löst Spannungen und Blockaden. Sie gibt nervale Impulse und aktiviert Sensoren. Berührung ist, besonders im Kindes- aber genauso im Erwachsenenalter ein wichtiger Bestandteil für eine gesunde Entwicklung. Viele von uns kennen die beruhigende Wirkung, welche allein das liebevolle Streicheln der Mutter auf ihr schreiendes Baby ausübt.

Berührung erhöht aber auch die Aufmerksamkeit. So haben Forschungen ergeben, daß ein Kind einer Erklärung intensiver folgen kann, wenn ihm zum Beispiel die Hand des Erklärenden auf der Schulter liegt.

In der indischen Lehre vom gesunden und langen Leben, dem Ayurveda, ist es üblich, Babys zu massieren, um eine gesunde Entwicklung zu fördern. Auch die Mütter werden nach der Geburt massiert, um sie körperlich zu stabilisieren und zu stärken. Die veränderte Stoffwechsel- und Hormonsituation, die nach der Geburt entsteht, kann in gesunder Weise ausgeglichen werden.

In Amerika ergaben Untersuchungen eine deutlich positive Entwicklung von frühgeborenen Säuglingen, die schon im Inkubator regelmäßig ein bis zwei Mal am Tag mehrere Minuten eine Massageberührung bekamen.

Was bewirkt Massage?

Die Berührungsformen durch die Massagegriffe sind in ihrer Wirkung vielseitig. Je nach Art der Massage können differenziert Wirkungsziele angesteuert werden.

Eines haben aber die meisten Massagen gemeinsam: Über die Berührung der Haut erfolgt eine sensorische sowie nervale Stimulierung, diese wiederum hat, neben vielen anderen positiven Aktivierungen, eine Mehrdurchblutung, eine Anregung des Lymphflusses sowie die Verbesserung des Stoffwechsels und damit eine Unterstützung des gesamten Organismus zur Folge. Des weiteren werden Wohlfühlhormone wie Endorphine freigesetzt.

Die Haut ist mit Rezeptoren ausgerüstet, die bei Stimulierung durch Massage das Gehirn mit angenehmen Empfindungen versorgt. Die Muskulatur und der ganze Körper können sich entspannen. So entsteht eine vorteilhafte Wechselwirkung auf die inneren Organe. Auch diese werden im Verlauf einer Massage (und auch noch danach) entspannt und besser durchblutet. Sie können so ihre Funktion wesentlich besser erfüllen.

Im entspannten Zustand sinkt der Puls, das Herz wird optimal versorgt und schlägt mit weniger Kraftaufwand.

Denken wir an den Verdauungstrakt, an Magen, Darm, Leber, Galle, so wissen wir, daß diese Organe für eine gesunde, ökonomische Funktion eine entspannte Körpersituation benötigen. Der parasympathische Nervenanteil bietet ihnen die optimale Grundlage für eine ausgewogene Funktion. Dieser parasympathische Teil kann in der Entspannung wirken.

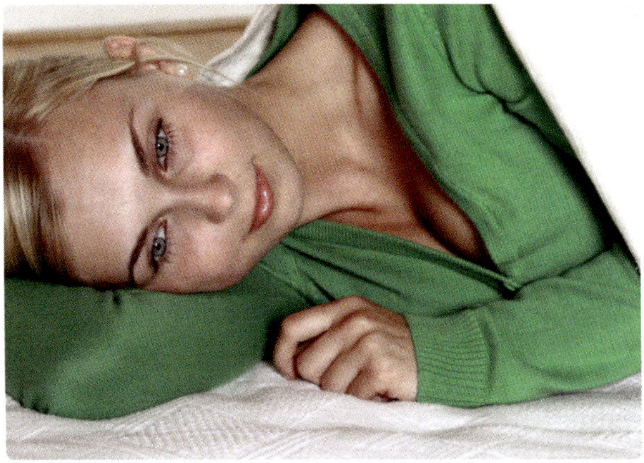

Massage hilft, die Selbstregulation des körperlichen und seelischen Gleichgewichts zu erhalten oder dieses Gleichgewicht wieder herzustellen. Aus wissenschaftlichen Untersuchungen geht hervor, daß regelmäßige Massage, etwa ein bis drei Mal wöchentlich, das Immunsystem stärkt und die gesundheitliche Gesamtsituation deutlich verbessert.

Massageformen

Die Vielfalt der Massagearten und -formen ist groß. Einige seien hier genannt: Da gibt es die Ayurveda-Massagen, die klassischen Massagen, Lymphdrainagen, Reflexzonenmassagen, Shiatzu, traditionelle Thai-Massagen und viele, viele mehr.

So groß die Vielfalt dabei sein mag, so ähnlich sind die Ziele aller Massagen: Sie sollen und wollen den Gesundheitszustand erhalten oder, wenn nötig, verbessern. Die Durchblutung und die Lymphtätigkeit sollen angeregt und damit ein ausgewogener Ernährungszustand des Körpergewebes gewährleistet werden. Der gesamte Organismus kann davon profitieren.

Methode und Philosophie unterscheiden die einzelnen Massageformen zwar voneinander. Aber alle sehen den Menschen als eine Einheit von Körper, Geist und Seele, und das Bemühen, ihn zu stärken und in seiner Gesundheit oder Gesundung zu unterstützen, das ist allen gemein.

So beruht die Heilungsförderung zum Beispiel bei der Shiatzu-Behandlung auf der Anregung der Meridiane (Energiebahnen) des Körpers durch punktuellen Druckreiz, oder sie führt bei der ayurvedischen Abhyanga-Massage, großflächig mit reichlich warmem Sesamöl ausgeführt, über die Stimulation der Hautrezeptoren zur Entspannung, zum Loslassen und dadurch zum Entgiften.

So führt die klassische Massage über das gezielte Kneten bestimmter Haut- und Muskelschichten zuerst einmal zu einer lokalen Mehrdurchblutung und damit dann zu einer Stoffwechselanregung.

Die Bindegewebsmassage kommt zwar aus der Familie der klassischen schulmedizinischen Massagen, und doch unterscheidet sie sich in Grifftechnik und Wirkungsweise von ihr.

Wendet sich die ausführende Wirkung der klassischen Massage in erster Linie an die Muskulatur und den Bewegungsapparat, richtet sich die Bindegewebsmassage in der Hauptsache reflektorisch vom äußeren Körpergewebe an die inneren Organe, um sie in ihren Aufgaben und Funktionen zu unterstützen und zu stärken oder bei ihrer Gesundung behilflich zu sein.

Hier ist die Bindegewebsmassage den anderen Reflexzonenmassagen, wie Fuß- und Handreflexzonenmassage, sehr ähnlich. Der Unterschied zwischen diesen reflektorisch wirkenden Massageformen besteht lediglich in der Positionierung und damit auch dem Behandlungsbereich der Organzonen. Bei der Bindegewebsmassage finden wir diese Organzonen im Bereich des Rückens, bei den zuerst genannten Reflexzonenmassagen im Bereich der Fußsohle beziehungsweise in der Innenhand.

Unser Körper

Das menschliche Skelett besteht aus gut dreihundert Knochen unterschiedlicher Größe, Form und Stärke. Diese halten unseren Bewegungsapparat, bieten unserer Muskulatur mit ihren sogenannten Rauhigkeiten Ansatzflächen und bilden gelenkige Verbindungen.

Die Gelenke wiederum machen mit Hilfe der etwa sechshundert einzelnen Muskeln Bewegungen in großer Vielfalt möglich. Dazu benötigen wir natürlich auch unser Gehirn, welches als eine Art übergeordneter Zentralcomputer den entsprechenden Impuls für die Bewegung bzw. den gesamten Bewegungsablauf über die Nervenbahnen sendet.

Dies geschieht bei bewußt und gezielt ausgeführten Abläufen, und auf diese Weise steuern wir Bewegung willentlich. Aber auch reflektorisch steuern die Nerven unsere Bewegungsabläufe: wie bei einer Art Notfallplan in einer Schnellverschaltung über das Rückenmark. Bewußt gesteuert und wohlüberlegt würde es zu lange dauern, wenn wir beispielsweise ins Stolpern geraten und das Hinfallen verhindern wollen. Dafür bekommen wir eine reflektorische Vorgabe, die uns auf den Beinen hält. Erst danach bekommt das Gehirn und damit unser Bewußtsein die Information über das Geschehene.

Immer dann, wenn unsere willentliche Steuerung nicht schnell genug reagiert oder vielleicht gar überfordert ist, schaltet der Körper über unser vegetatives Nervensystem einen gewissen Automatismus ein, um lebenswichtige Funktionen zu gewährleisten; so auch im Funktionsbereich unserer Organe.

Denn nicht nur die Körperbewegungen, sondern auch die inneren Körper- oder Organfunktionen werden durch Muskelarbeit und im weitesten Sinne durch Bewegung ermöglicht. Die glatte Muskulatur im Bereich der Organsysteme ist es, die zum Beispiel unseren Verdauungstrakt in »Bewegung« bringt.

Im Bereich der Verdauungsorgane sind es peristaltische Bewegungen, die den Speisebrei im Magen kneten. Durch die Peristaltik wird dieser Brei im Darm weitergeleitet, bis er schließlich das Endziel, den Darmausgang erreicht.

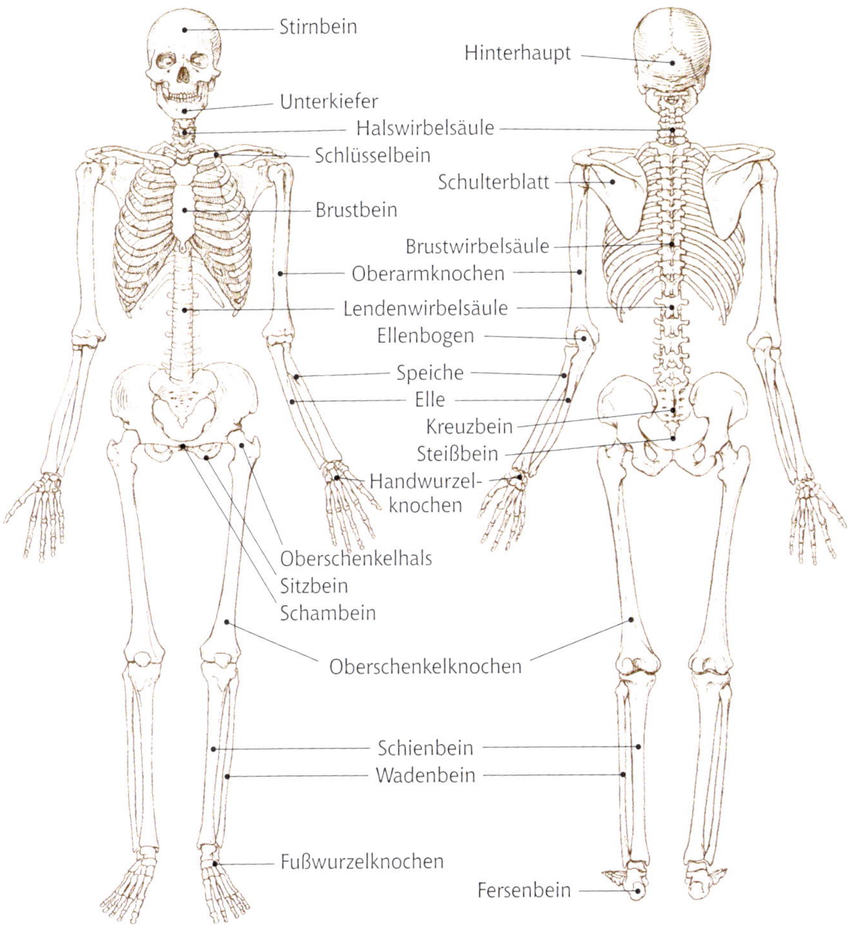

Das Skelett des Menschen

Sogar unsere Atmung könnte man als Bewegung verstehen: Das Zwerchfell, ein flächiger Muskel, der wie ein horizontales Segel den Brustraum vom Bauchraum trennt, senkt sich, wenn wir einatmen. Der Brustraum weitet sich, die Bauchdecke wölbt sich im gleichen Moment vor. Bei der Ausatmung läuft dieser Vorgang genau anders herum: Das Zwerchfell zieht wieder aufwärts, der Brustraum wird flacher, die Bauchdecke tritt zurück, die Atemluft strömt aus. Vergleichbar ist ein solcher Atemfluß, diese Atembewegung mit der Wellenbewegung des Meeres.

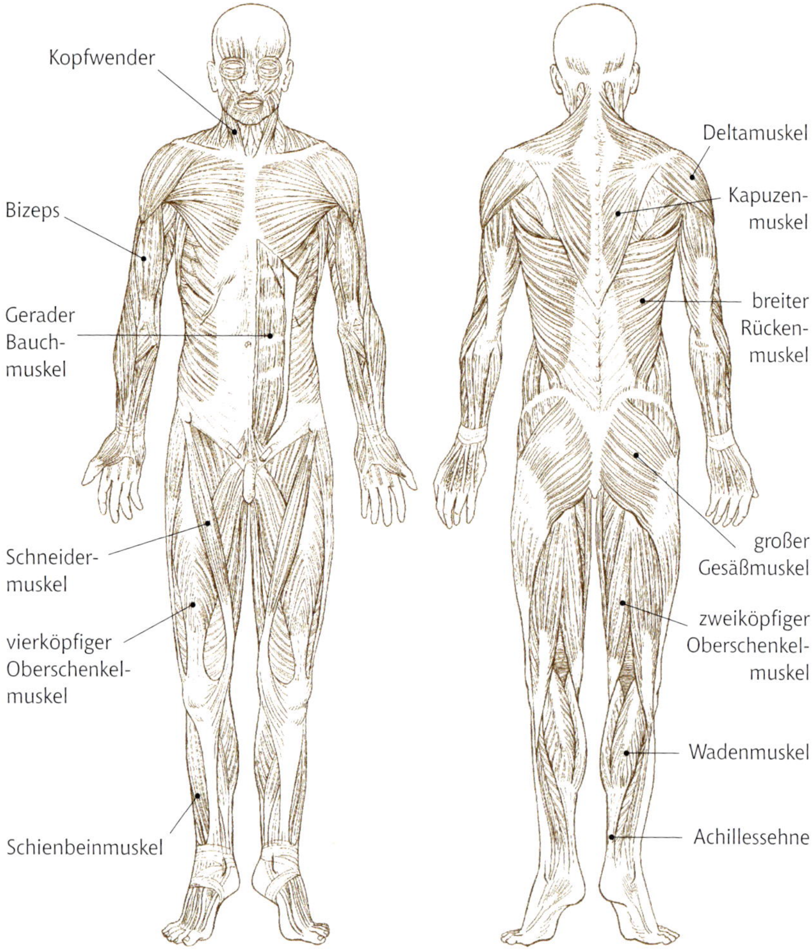

Die äußeren Muskeln des Menschen

Auch Herzschlag ist eigentlich Bewegung: Der Herzmuskel kontrahiert, das Blut wird über unterschiedliche Kammern und Blutbahnen in unseren Körper gepumpt; der Herzmuskel entspannt und kann sich wieder mit Blut füllen. Ein physiologischer Kreislauf entsteht, der unseren Körper auf optimale Weise versorgt.

Ein echtes Wunderwerk in Bau, Funktion und Komplexität ist unser Körper.

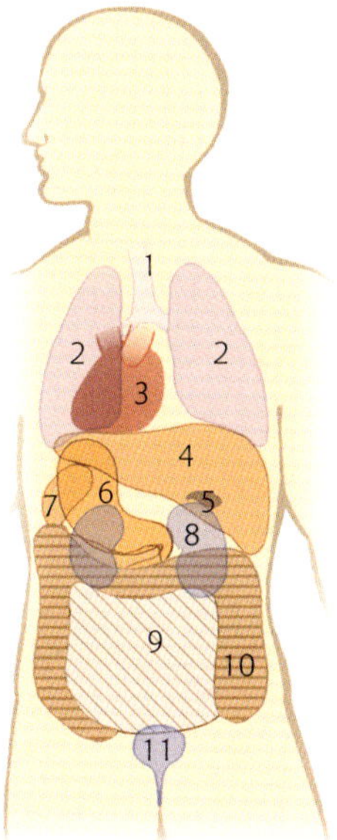

Die Lage der Organe (Rückansicht)

1 Luftröhre
2 Lungen
3 Herz
4 Leber
5 Gallenblase
6 Magen
7 Milz
8 Nieren
9 Dünndarm
10 Dickdarm
11 Harnblase

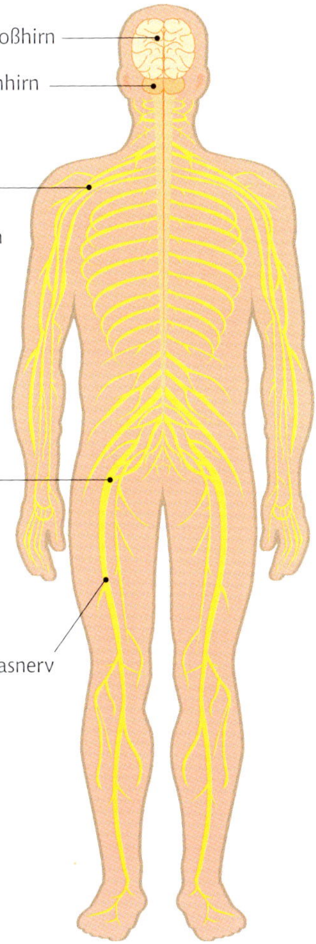

Das Nervensystem

Muskulatur und Muskelspannung

Von Natur aus besitzt unsere Muskulatur eine Grundspannung, den physiologischen Muskeltonus. Dieser Spannungszustand macht es unter anderem möglich, daß wir aufrecht stehen. Aber auch beim Sitzen sorgt der Tonus für einen aufgerichteten Rücken. Daß wir mit dem Rad durch die Stadt fahren können, daß unsere Kaffeetasse uns nicht aus der Hand gleitet oder daß unsere Augenlider bei der Arbeit geöffnet bleiben, ist auch das Ergebnis eines gesunden, ausgewogenen Muskeltonus.

Ein solch ausgewogener Spannungszustand hat aber nicht nur Einfluß auf Bewegung oder Beweglichkeit, sondern auf unsere Gesundheit und unser Wohlbefinden überhaupt.

Spätestens wenn wir rückwärts in eine Parklücke rangieren möchten, Kopf und Oberkörper dabei wenden und das Gefühl bekommen, irgend etwas hält uns im Rücken fest und schränkt die Drehung ein, spüren wir vielleicht dieses Ungleichgewicht zwischen Muskelspannung und Beweglichkeit.

Unterschiedliche Faktoren beeinflussen den Spannungszustand unserer Muskeln. Negativer Streß, Schmerzen, sonstige Befindlichkeitsstörungen oder Krankheiten erhöhen zum Beispiel den Tonus.

Spannungskopfschmerz ist eines der Symptome, die durch einen hohen Anspannungsgrad der Muskulatur entstehen.

Ein hoher Muskeltonus erzeugt Schmerz, Schmerz wiederum erhöht die Spannung der Muskulatur.

Es entsteht ein Kreislauf, bei dem Ursache und Wirkung schwer zu klären sind, denn unsere Körpersysteme stehen in einer komplexen Verbindung, welche bis ins Detail noch längst nicht erschlossen sind.

Die Haut

Unsere Haut (Cutis) ist im Grunde genommen unser größtes Organ. Sie mißt ungefähr 1,6 Quadratmeter und macht rund 12% unseres Körpergewichtes aus. Die Hautdicke beträgt, je nach Lage bzw. Körperregion, an den feineren Partien etwa einen Millimeter und an den festeren Stellen rund vier Millimeter. Am stärksten ist sie an Handinnenflächen sowie Fußsohlen. Besonders dünn finden wir sie zum Beispiel an den Augenlidern.

In mehreren Schichten angelegt, bildet die Haut praktisch eine Schranke zwischen dem Inneren des Körpers und dem Außen. Mit Hilfe des Säureschutzmantels, einer »Hauteigenproduktion« hauptsächlich aus Fett und Feuchtigkeit, verhindert sie wie ein Schutzschild das Eindringen von Erregern und vermeidet dadurch Schädigungen unseres Organismus.

Grob betrachtet, gliedert sich die Haut in drei Schichten. Hierbei bezeichnet man die obere Schicht als Oberhaut oder Epidermis, die mittlere

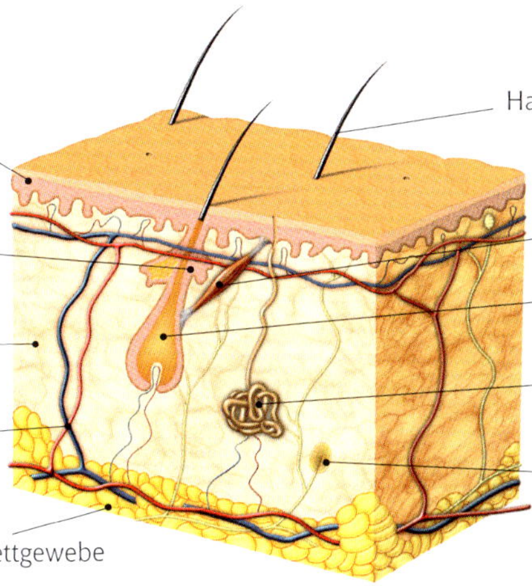

Schnitt durch die menschliche Haut

Schicht als Lederhaut, Dermis oder Corium, und die Schicht, die unserer Muskulatur am nächsten kommt, als Unterhautfettgewebe oder Subcutis.

Auch wenn wir die Haut als unsere Abgrenzung nach außen verstehen können, so ist sie keineswegs eine völlig geschlossene Grenze. Denn schließlich ist sie in der Lage, z. B. fettlösliche Substanzen bei medizinischen Behandlungen (Salbeneinreibungen) aufzunehmen. Auch an der Aufrechterhaltung unserer Körpertemperatur ist die Haut beteiligt. Wird es dem Körper zu warm, sondert die Haut »Schwitzwasser« ab und sorgt damit für die erforderliche Abkühlung.

Die Pigmentzellen, die sogenannten Melanozyten, durch Sonnenstrahlen (ultraviolettes Licht) einmal angeregt, verschaffen uns eine Bräunung der Haut und schützen uns damit vor dem Eindringen weiterer Strahlen.

Gesunde Haut hat eine besondere Regenerationsfähigkeit: Sie erneuert sich aus den unteren Schichten und läßt neue Hautzellen an die Oberfläche wachsen. Diese Zellen durchlaufen die einzelnen Schichten, bis sie schließlich an der Oberfläche ankommen und dann als abgestorbene Hautzellen abgegeben werden.

Nicht zuletzt ist die Haut ein wichtiges Sinnesorgan. Tastkörperchen, Rezeptoren und andere Sinneszellen sind hauptsächlich in der Lederhaut zu finden. Aus diesem Grund ist die Haut in der Lage, uns beispielsweise über die Außentemperatur, über die zu heiße Herdplatte oder das eventuell zu kalte Duschwasser zu informieren.

Ihre Fähigkeit, auf diese Sinnes- oder auf Berührungsreize zu reagieren, ist eine Eigenschaft, die wir uns bei Massagen zunutze machen. Denn auch Berührungsreize werden über verschiedenste Tastkörper und Nervenbahnen weitergeleitet.

Das Hormonsystem sendet nun unterschiedlichste Botenstoffe und Wohlfühlhormone. *Serotonin* ist eines von ihnen. Das Herz-Kreislaufsystem reagiert, die Durchblutung verändert sich, diese wiederum hat Einfluß auf den Stoffwechsel usw. usf.

Eine Kettenreaktion im Körper entsteht, welche eine Vielfalt an Reaktionen hervorruft, die zum Teil in den Einzelheiten ihrer Zusammenhänge noch gar nicht erforscht bzw. erklärbar sind.

Es liegt auch an uns als Behandelnder, welche Ziele wir mit unserer Massage verfolgen. Wollen wir eher beruhigen oder anregen, die Organe stimulieren oder die Muskulatur aufbauen.

Je nach unserer Zielsetzung oder den Erfordernissen richten wir unsere Massage aus.

Hautzonen und Organzugehörigkeit

Schon im zweiten Jahrhundert hat ein römischer Arzt segmentale Zusammenhänge zwischen Nervenbahnen und Organen beschrieben. Es handelt sich um Spinalnerven, die sich so teilen, daß sowohl eine Hautregion als auch die dazugehörige Muskulatur und ein Organ bzw. mehrere Organe von ihnen versorgt werden.

Einen grundlegenden Anstoß zur medizinischen Dokumentation gab es allerdings erst zu Anfang des 19. Jahrhunderts. Die Mediziner Head und Mac Kenzie* machten eine sogenannte segmentale Verbindung zwischen Hautarealen und Organzugehörigkeit zur öffentlich, bei der sie Hautzonen (Dermatome) und Muskelzonen (Myotome) mit inneren Organerkrankungen in Verbindung brachten.

* siehe S. 22

Im Rückschluß bedeutet das: Ist ein Organ geschwächt oder gar erkrankt, kann sich dieses auf der dazugehörigen Hautregion zeigen.

Die entsprechenden Hautpartien, hier nun Bindegewebszonen genannt, weisen entweder einen veränderten Tonus auf, oder sie unterscheiden sich in anderer Weise von der restlichen Gewebestruktur. Diese Veränderung ist meist durch so bezeichnete »Aufquellungen« oder »Einziehungen« sichtbar und gleichermaßen auch über die Tonusveränderung tastbar. Um diese Veränderung zu erfassen, benötigt der Betrachter bzw. der Behandelnde etwas Erfahrung, denn oberflächlich gesehen ist ein Haed'sches Dermatom nicht so einfach zu erkennen.

Ähnlich verhält es sich auch im Bereich anderer Reflexzonenmassagen. Auch hier benötigt der Massagetherapeut gute Schulung und Sachkenntnis, um entsprechend tätig zu werden und auf die Regeneration des Körpers Einfluß zu nehmen. Doch auch wenn wir, als nicht ausgebildete Behandler, Hautzonen und Veränderungen des Bindegewebszustandes nicht auf Anhieb erkennen, eine Massagebehandlung im Bereich der Rückenreflexzonen wirkt immer wohltuend und heilungsfördernd.

Schauen wir uns den menschlichen Rücken in Bezug auf diese erwähnten Reflexzonen einmal an, benötigen wir eine Orientierung fast wie auf einer Landkarte. Am Anfang ist alles noch ein wenig fremd. Beschäftigen wir uns hingegen des öfteren damit, wird uns diese Landkarte allmählich vertraut. Mit jeder Massagebehandlung wird die Zusammengehörigkeit von Hautareal und Organ immer besser verstanden. Und das Behandeln des Rückens durch Reflexzonentherapie wird immer selbstverständlicher.

Was ist Bindegewebe?

Das Bindegewebe entsteht in der embryonalen Entwicklung aus dem mittleren der drei Keimblätter, dem *Mesoderm*. Aus diesem Keimblatt entwickeln sich neben dem Bindegewebe auch das menschliche Skelett, die Muskulatur, unsere Blutgefäße, die Milz und anderes.

Man bedenke, daß das Bindegewebe etwa 16% des Körpergewichtes ausmacht. Diese 16% haben mehr als nur Stütz- und Haltefunktion, was man dem Bindegewebe in früheren Zeiten ausschließlich zuordnete. Denn

Bindegewebe unterschiedlicher Art finden wir im Bereich des gesamten Skeletts. Unter anderem besteht die Knochenhaut aus Bindegewebe. Aber auch Gelenkkapseln, Epiphysenfugen, Sehnen und Bänder sind aus dieser Zellsubstanz. Bindegewebe ist aber weit mehr als ein Ersatz- und Füllmaterial, wie es z. B. im Falle der Wundheilung als Narbengewebe entsteht.

Dieses Gewebe bildet die Unterlage der Haut. Es stellt die Hüllen für einzelne Muskelfasern und auch für Muskelgruppen. Auch die Organkapseln sowie die Zwischenräume der Organlager bestehen aus Bindegewebe. Nervenumhüllungen, Gefäßwände... überall ist Bindegewebe in unterschiedlicher Form, Dichte und Funktion im Spiel.

Bindegewebe hält alle Teile des Körpers in Verbindung, und daher können wir es als eine Art Kommunikationsmaterial ansehen. Die bindegewebigen Fasern sind im gesamten Körper miteinander verbunden, das macht, davon geht man immer mehr aus, Bindegewebe zu einem »Informationsgewebe« des Körpers.

Jede Zellhülle, jeder Zellverband erhält nicht nur seine Form, sondern auch seine Stabilität durch das Bindegewebe. Es ermöglicht in Grenzen eine organspezifische Bewegung, bei Erhaltung der vorgesehenen Form.

Der gesamte Interzellularraum ist mit Bindegewebe durchwoben.

Nerven- und Organsystem können auf diese Weise korrespondieren, stehen so miteinander in Verbindung. So ist es zu erklären, daß ein Schmerzsymptom nicht automatisch dem schmerzenden Organ zuzuordnen ist.

Bindegewebe ist ein Körpermaterial, welches unterschiedliche Körperstrukturen, etwa Muskeln und Knochen, zusammenhält. Dabei unterscheiden die Aufgaben oder Funktionen bzw. die Lage im Körper die Arten des Bindegewebes wesentlich.

Das kollagene Fasernetz bzw. die kollagenen Fasern geben den Knochen eine Art Leim und damit eine Grundelastizität.

Retikuläre Fasern bilden ein netzförmiges Gerüst und überziehen damit beispielsweise Muskelfasern oder Fettzellen.

Elastische Fasern finden sich in der Haut und in Organkapseln genauso wie in den Gefäßwänden der Blut- und Lymphgefäße, kurz: überall dort, wo Ausdehnung im Zuge der Funktion notwendig ist. Elastisches Bindegewebe kann sich um die zweieinhalbfache Länge ausdehnen und wieder in die Ursprungsform zurückkehren.

Diese Tatsache macht unsere Haut so dehnbar, wenn wir an Gewicht zu- oder abnehmen. Und so wird es möglich, daß unsere Lunge sich beim Einatmen ausdehnt und beim Ausatmen zusammenzieht; um nur zwei Beispiele für diese Elastizität zu erwähnen.

Auch wenn die Forschung in diesem Zusammenhang noch längst nicht alles entdeckt hat, so ist eines sicher: Bindegewebe ist ein wichtiges Körpergewebe, welches viele unterschiedliche und wichtige Funktionen erfüllt.

Entstehung und Wirkung der Bindegewebsmassage

Häufig sind medizinische Therapien das Ergebnis einer Erkrankung ihres Entdeckers. So ist es auch bei der Bindegewebsmassage: Die Physiotherapeutin Elisabeth Dicke (1884 - 1952) litt an sehr schweren arteriellen Durchblutungsstörungen der Beine sowie an wiederkehrenden Rückenschmerzen im Lumbalbereich. Sie begann, sich mit einer speziellen Strich- und Zugtechnik zu behandeln. Im unteren Rücken und im Bereich der Gesäßmuskulatur massierte sie mit dieser ungewöhnlichen Technik ihr eigenes Binde- und Muskelgewebe.

Als sie feststellte, daß sich ihr Gesundheitszustand durch diese Art der Behandlung erheblich verbesserte, forschte sie in den folgenden Jahren mit wissenschaftlicher Unterstützung der Ärztin Dr. med. Hede Teirich-Leube weiter an der Wirkung dieser besonderen Massage.

Beide stellten fest, daß es eine nervale Versorgungsverbindung unterschiedlicher Rückenpartien oder Segmente zu inneren Organen gibt. Gezielte Massagegriffe im Bereich der dem Organ zugeordneten Hautareale, *Haed'sche Zonen** genannt, bessern die Störung bzw. Erkrankung des Körpers deutlich.

Durch eine ganz bestimmte Zug- und Strichtechnik, überwiegend mit Mittel- und Ringfinger ausgeführt, gehen Versorgungsimpulse zum Zielorgan. Dies geschieht über den sogenannten *cuti-* (*cutis* = Haut) *vizeralen* (*vizero* = Organ) *Reflexbogen.*

Mit derart plazierten Massagegriffen im Bereich der jetzt benannten Bindegewebszonen auf einzelne Organe oder auf das Organsystem Einfluß zu nehmen, war sichtbar und nachweislich möglich.

Frau Dicke setzte ihre Massagegriffe hauptsächlich im Bereich der Gesäßmuskulatur. Hier finden sich sowohl die arterielle Beinzone wie auch die Venen-Lymphzone.

* Die Mediziner Head und Mac Kenzie hatten ebenfalls, unabhängig und ohne das Wissen des anderen, etwa zur gleichen Zeit wie Frau Dicke einen Zusammenhang zwischen bestimmten Haut- und Muskelarealen und zugehörigen Organen entdeckt. Man nennt diese Hautareale daher heute auch Head- oder auch Mac Kenzie-Zonen.

Die so über die Nervenbahnen weitergeleiteten Anregungen verbessern die Durchblutung und den Stoffwechsel und damit die Ernährung des Körperorgans – im Fall von Frau Dicke war es die Funktion der Arterien und so die Versorgung des gesamten Körpers. Bei ihr trat eine erhebliche Verbesserung der Beindurchblutung ein.

Ebenso ist es im Bereich des oberen Rückens durch entsprechende Grifftechnik möglich, den Magen, den Darm, die Nieren oder die Lungenfunktion zu aktivieren. Denn im oberen Rückenbereich finden sich zum Beispiel eine Magenreflexzone ebenso wie Darm-, Nieren- und Lungenreflexzonen.

Nicht nur Verspannungen der Muskulatur lösen sich, sondern auch Störungen am gesamten Organsystem können aufgehoben werden. Bestehende Beschwerden verschwinden gar.

Da die beiden Berufskolleginnen die so entwickelte Massage hauptsächlich mit Bindegewebe in Verbindung brachten, nannten Frau Dicke und Frau Teirich-Leube diese Art der Behandlung Bindegewebsmassage. Und so wird die Therapie bis heute genannt.

Die Bindegewebsmassage gehört zu den ganzheitlichen manuellen Behandlungsformen. Sie ist nebenwirkungsfrei. Trotzdem ersetzt sie im Krankheitsfalle nicht eine ärztliche Therapie oder Beratung. Bei Unklarheiten konsultieren Sie bitte einen Arzt oder Heilpraktiker Ihres Vertrauens.

Vorbereitung auf die Massage

Die richtige Vorbereitung auf eine Massage entscheidet mit, wie gut diese wirkt. Es ist daher von nicht geringer Bedeutung, daß Sie Ihren Massageraum gut erwärmen. Ein kleines Zusatzheizgerät kann evtl. von Vorteil sein, um die Temperatur des Massageraums schnell auf eine angenehme Wärme zu bringen.

Denn wenn es kühl ist, können sich weder der Klient noch die Muskulatur entspannen. Außerdem ist es gut, eine Decke oder ein Handtuch bereitzulegen, um den Klienten oder Partner nach der Massage für die anschließende Nachruhe abzudecken. Die Behandlungszeit einer Bindegewebsmassage am Rücken beträgt ungefähr dreißig Minuten. Optimal ist eine Nachruhe von ähnlicher Dauer.

Angenehme Beleuchtung fördert die Entspannung ebenso wie leise und passende Hintergrundmusik und auch ein Duftlämpchen mit ätherischen Ölen. Orangen- oder Zitronenaromaöl eignen sich besonders für eine solche Bindegewebsmassage.

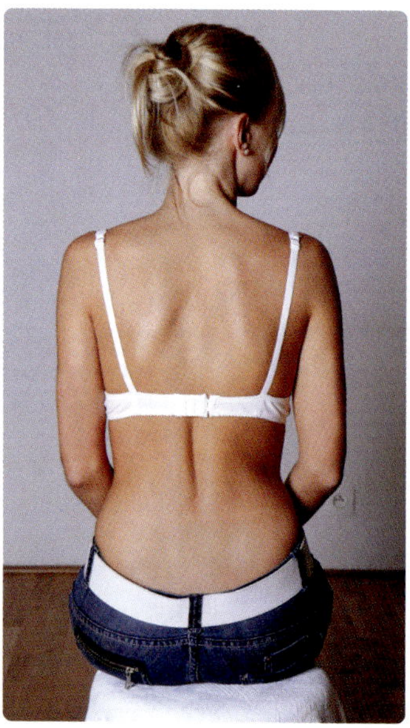

Erklären Sie Ihrem Massagepartner bzw. Klienten, welche Behandlung Sie verabreichen werden und die ungefähre Dauer. Versuchen Sie, während der Massagebehandlung nicht mehr als nötig zu reden.

Die Kleidung des Behandelnden ist vorzugsweise leicht und bequem. Uhren, Schmuck oder Ringe sind störend und daher vor der Massage abzulegen. Die Fingernägel des Behandelnden sind kurz, denn mit langen Fingernägeln läßt es sich, gerade bei dieser Art der Massage, nur schwer behandeln.

Der Klient sitzt auf einem Hocker wie abgebildet.

Der Oberkörper und das Gesäß des Patienten sind entkleidet, beide Fußsohlen stehen auf dem Boden (oder auf der dafür vorgesehenen Fußraste), Knie- und Hüftgelenke sind ungefähr rechtwinklig gebeugt. Der Rücken wird locker aufgerichtet, die Hände sind auf den Oberschenkeln abgelegt. So sieht die optimale Behandlungsposition für diese Massage aus.

Sollte es aus irgendwelchen Gründen nicht möglich sein, die genannte Sitzhaltung einzunehmen, kann sich der Patient natürlich auch in die Bauchlage auf eine Massagebank oder, mit einer entsprechenden Unterlage, auf den Boden begeben.

Für eine bessere Möglichkeit der Entspannung wird empfohlen, die Augen während der Behandlung zu schließen.

Sorgen Sie als Behandelnder während der Massage stets für Ihre wie auch für die größtmögliche Bequemlichkeit Ihres Klienten.

Eine Besonderheit gibt es noch: Bindegewebsmassage wird, anders als die klassische Massage, ohne Massageöl durchgeführt.

Auch in ihrer Grifftechnik unterscheidet sie sich von der vertrauten klassischen Massage.

Werden bei der letzteren überwiegend knetende Griffe verwandt, welche das Muskelgewebe erreichen sollen, sind es bei der Bindegewebsmassage besondere Strichführungen.

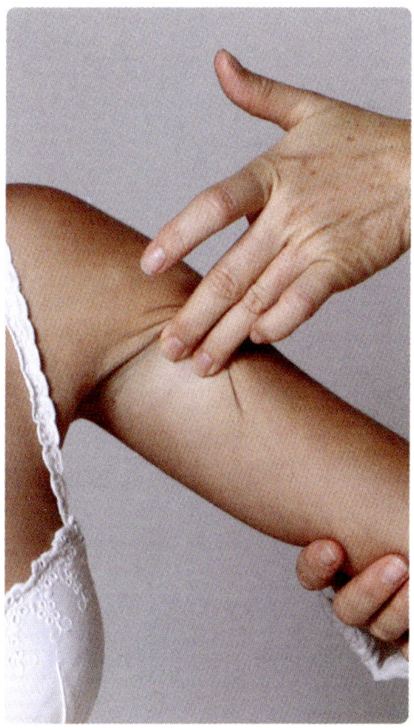

Und nun kann es losgehen.

(Zur Sicherheit weisen wir ausdrücklich noch einmal darauf hin: Falls Unsicherheiten oder Gesundheitsfragen auftauchen, setzen Sie sich mit einem Arzt oder Heilpraktiker Ihres Vertrauens in Verbindung.)

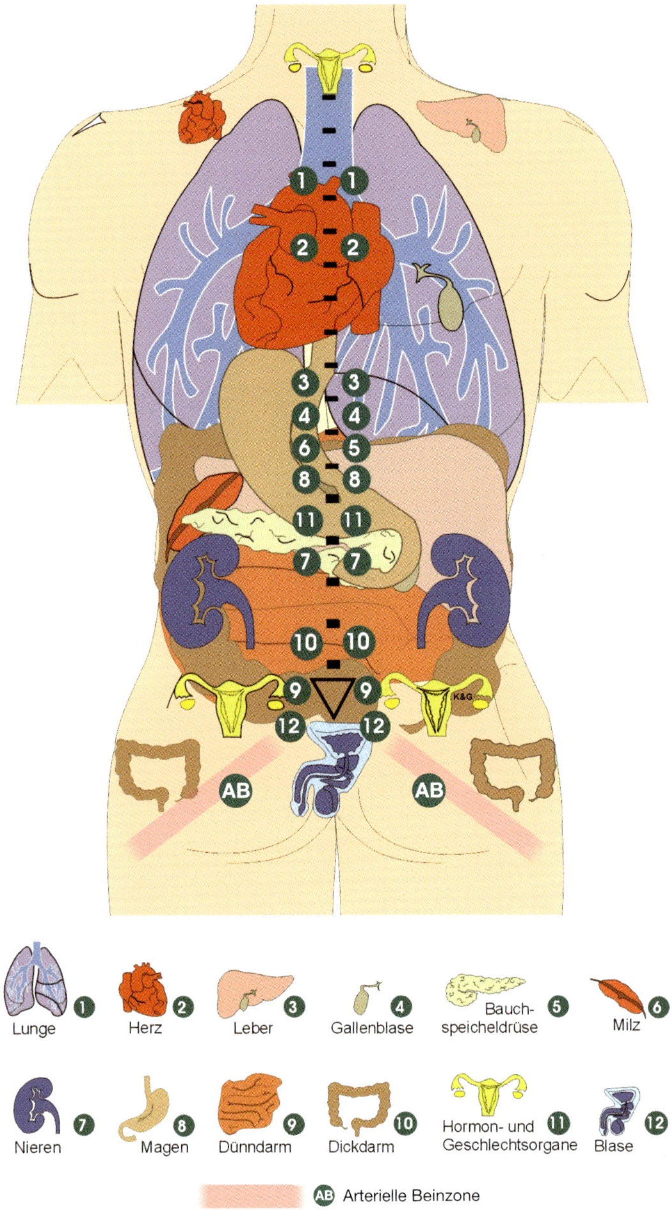

Die Reflexzonen des Rückens

Ablauf und Ausführung einer Bindegewebsmassage – Reflexzonenbehandlung am Rücken

Griffe und Grifftechniken

Über die besondere Strichführung soll bei der Bindegewebsmassage reflektorisch das dem Areal zugeordnete Organ erreicht und damit seine gesamte Versorgung verbessert werden. Hierzu wird überwiegend mit einzelnen Fingern oder Fingerkuppen (meist Mittel- und Ringfinger, auch bezeichnet als Finger drei und vier) oder Daumen beider Hände massiert. Die Wirbelsäule unterteilt dabei den Rücken in zwei gedachte Rückenhälften. Diese werden nacheinander in einer vorgegebenen Massagefolge behandelt.

Begonnen wird am unteren Rücken, im Bereich des Beckens, beendet wird die Massage am oberen Rücken oder im Bereich des oberen Brustkorbs mit einigen Abschlußgriffen.

Unser Körper ist als eine komplexe Einheit zu verstehen, und daher ist es bei einer Bindegewebsmassage angebracht, sie als komplette Massage durchzuführen. Selbst wenn bestimmte Bereiche des Rückens bestimmten Organen zugeordnet sind und vielleicht einzelne Organe durch unsere Massage einen Aktivierungs- oder Heilungsimpuls erfahren sollen, ist es sinnvoll, den Rücken in der Gesamtheit mit der angegebenen Strichführung zu behandeln. Die einzelnen Organsysteme stehen in Verbindung und können sich durch die Massage gegenseitig stärken und in Funktionseinklang bringen.

Führen Sie diese Massage in einem ruhigen, gleichmäßigen Tempo durch. Plazieren Sie Ihre Massagegriffe gezielt, arbeiten Sie mit mittlerem bis intensivem Massagedruck. (Richten Sie die Intensität der Massage auch nach dem Empfinden Ihres Klienten.)

Die klassische Bindegewebsmassage – Reflexzonenbehandlung am Rücken

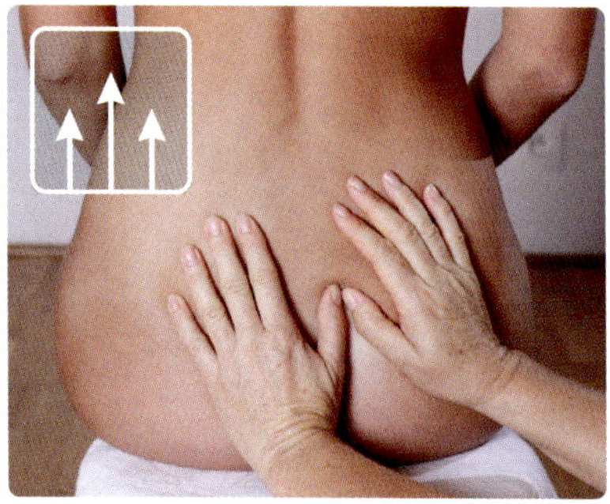

1. Mit einer besonderen »Daumentechnik« beider Daumen (siehe Foto) ziehen Sie Striche über das Kreuzbein (*Sacrum*). Teilen Sie zuvor in Ihrer Vorstellung das Kreuzbein in eine rechte und eine linke Hälfte. Beginnen Sie auf der rechten Seite, am äußeren Kreuzbeinrand (Verbindung Kreuzbein Darmbein, *Ilio-Sacralgelenk*) und ziehen aufwärts bis zum oberen Rand des Kreuzbeins. Die zweite Reihe dieser Grifftechnik führen Sie direkt daneben aus. Wiederholen Sie jeden dieser Griffe drei bis fünf Mal. Anschließend führen Sie die gleiche Grifftechnik auf der linken Hälfte des Kreuzbeins aus.

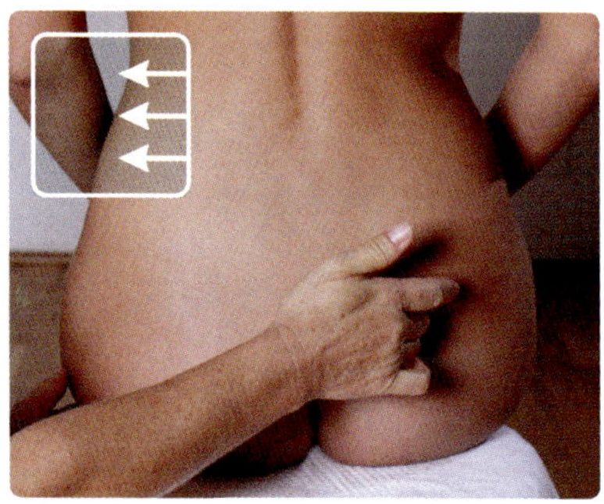

2. Nun ziehen Sie mit dem Mittel- und Ringfinger Ihrer rechten Hand kurze Massagestriche (Anhakstriche) auf der Verbindungslinie von Kreuzbein und Darmbein. Beginnen Sie wieder auf der rechten Seite und zwar unten, in der Nähe des Steißbeins. Arbeiten Sie Strich für Strich in sanftem Tempo aufwärts zum oberen Kreuzbeinrand. Wiederholen Sie diese Massage drei bis fünf Mal auf der rechten Seite, dann wechseln Sie auf die linke Seite des Kreuzbeinrandes.

Der Bereich Kreuzbein beherbergt die Zonen für die Organe des unteren Beckens wie Harnblase, Geschlechtsorgane, Mastdarm.

Zusätzlich wirken die Anwendungen natürlich auch auf den Bewegungsapparat, in diesem Fall knöcherne sowie muskuläre Strukturen im angesprochenen Bereich. Da alles im Körper auf unterschiedlichste Weise in Verbindung steht, gibt es auch hier sogenannte Wechselwirkungen vom Organsystem zum Bewegungsapparat und umgekehrt.

3. Über den rechten Darmbeinkamm ziehen Sie jetzt kurze Striche. Ausgeführt werden diese Massagegriffe wieder mit dem Mittel- und dem Ringfinger. Der Verlauf der Griffe zieht vom äußeren Beckenrand nach innen zum Kreuzbein. Die Behandlungsfolge wird drei bis fünf Mal wiederholt, danach behandeln Sie in gleicher Weise die linke Beckenhälfte.

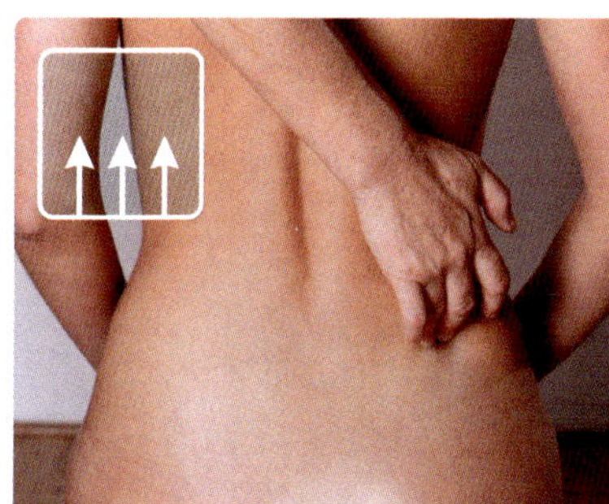

4. Es folgt ein langer Massagestrich, wie eine Linie, über das untere Drittel des rechten Gesäßmuskels. Ebenfalls mit dem Mittel- und Ringfinger ausgeführt. Sie beginnen ungefähr am Steißbein und ziehen von dort eine Linie bis auf Höhe des rechten Hüftgelenks (großer Rollhügel/*Trochanter Major*) und ziehen genauso zurück in

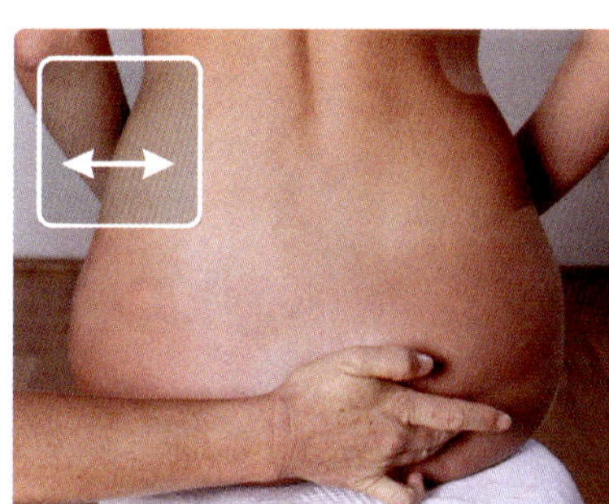

Richtung Steißbein. Führen Sie diesen Massagegriff drei bis fünf Mal durch. Achten Sie darauf, daß Sie langsam und intensiv arbeiten. Behandeln Sie die linke Beckenhälfte in gleicher Art.

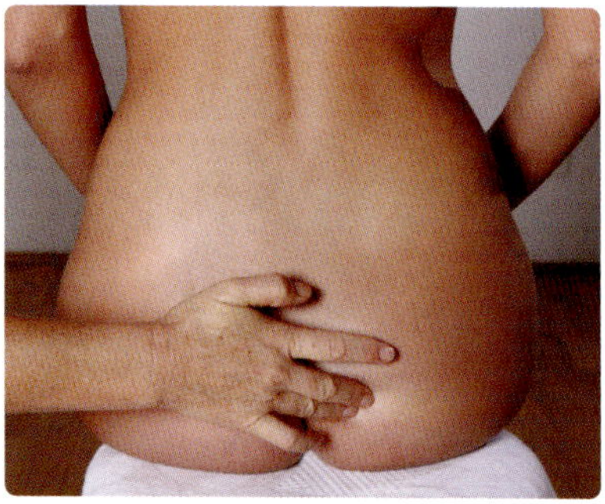

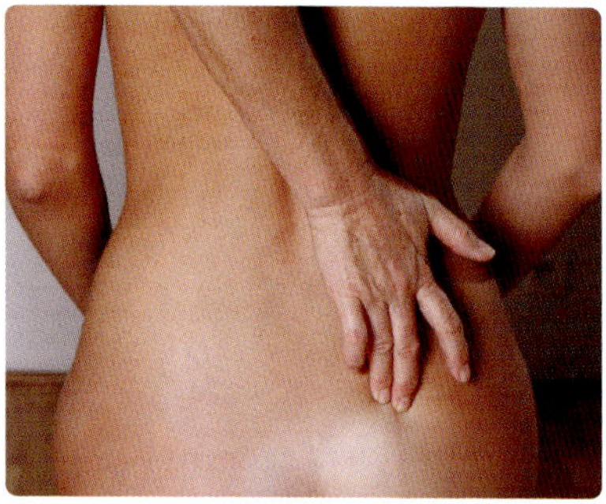

5. Jetzt bearbeiten Sie die rechte Beckenhälfte, im Bereich des großen Gesäßmuskels (*Musculus Glutaeus maximus*). Ziehen Sie senkrechte Linien von außen, am großen Rollhügel beginnend bis zur Nähe des Steißbeins. Sie wiederholen dieses Ziehen der Linien drei bis fünf Mal, dann wechseln Sie auf die linke Seite und arbeiten dort wie zuvor.

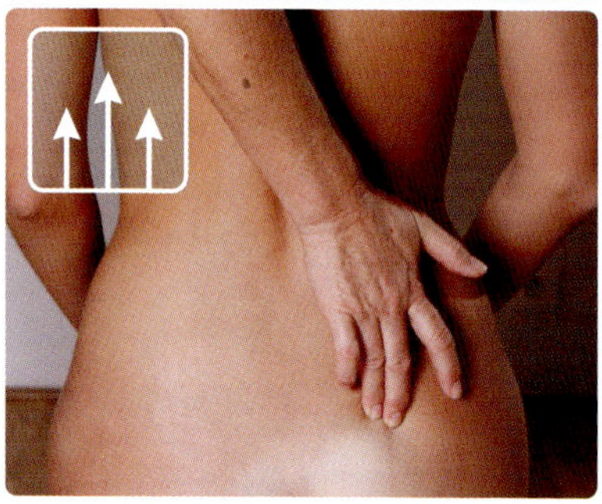

6. Nun gibt es einen Schiebezug auf dem rechten Darmbeinkamm. Wieder mit Mittel- und Ringfinger ausgeführt, schieben Sie vom hinteren oberen Darmbeinstachel zum vorderen oberen Darmbeinstachel und ziehen wieder zurück. Führen Sie diesen Schiebezug drei bis fünf Mal langsam und intensiv aus. Danach wiederholen Sie den Griff auf der linken Beckenhälfte in gleicher Weise.

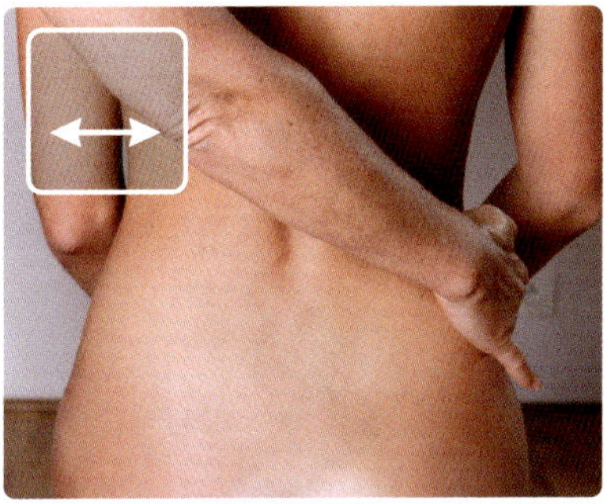

Der behandelte Bereich des Beckens oder der Muskelgruppe der Gesäßmuskulatur (*Muskulus Glutaeus*) beherbergt in der Hauptsache die Reflexzonen des Dickdarms und der arteriellen sowie der venös-lymphatischen Beingefäße.

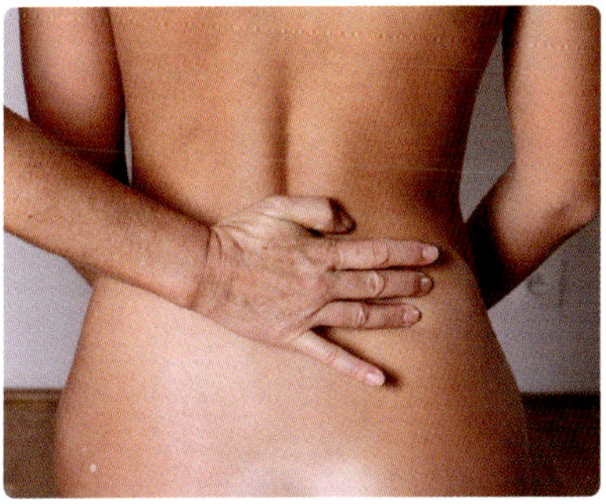

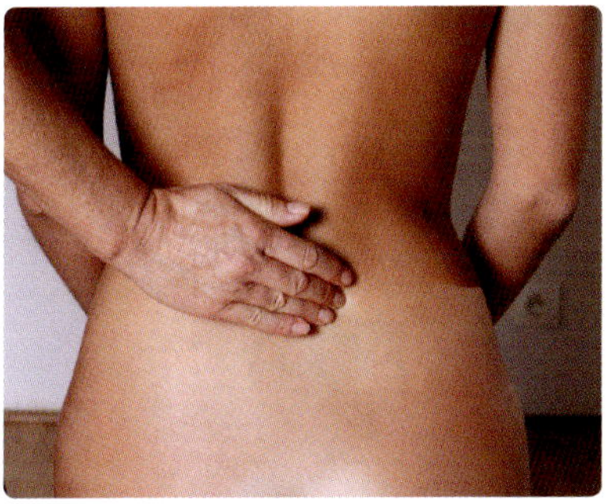

7. Ziehen Sie auf der rechten Rückenhälfte einen »Fächer« in den Winkel zwischen Kreuzbein und Lendenwirbelsäule. Der obere Kreuzbeinrand bildet dafür die horizontale Linie, die Lendenwirbelsäule die vertikale Linie. In den so entstehenden Winkel ziehen Sie Linie für Linie, ungefähr zehn Zentimeter lang, wobei Sie immer

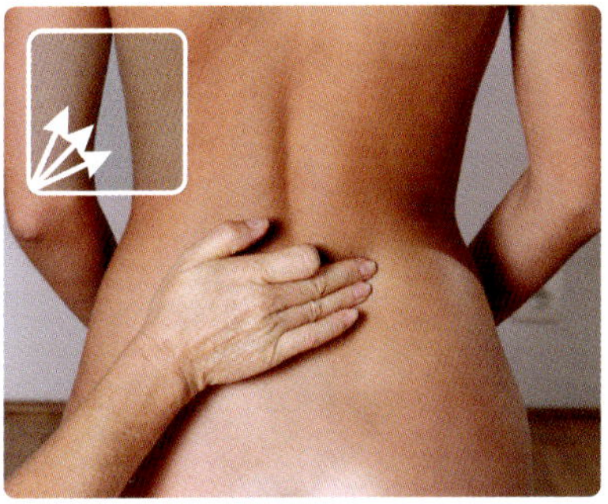

wieder vom letzten Lendenwirbel starten und Ihre Linien aufwärts ziehen. Dabei entsteht eine Art Fächer. Das tun Sie drei bis fünf Mal. Anschließend wechseln Sie auf die linke untere Rückenhälfte und verfahren in gleicher Art.

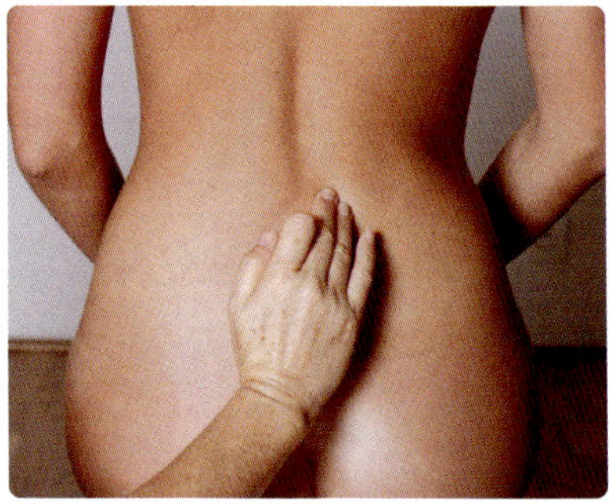

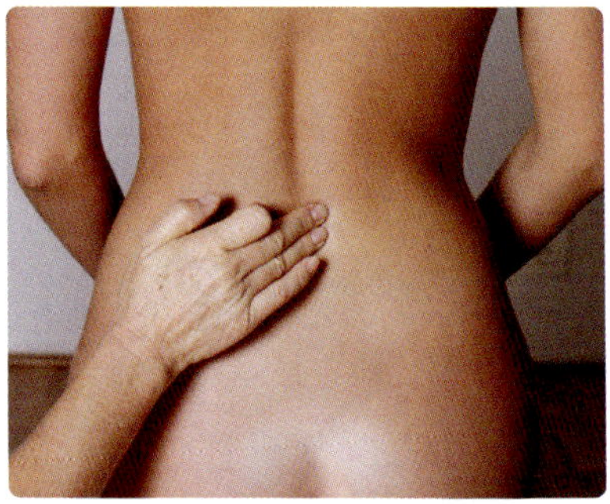

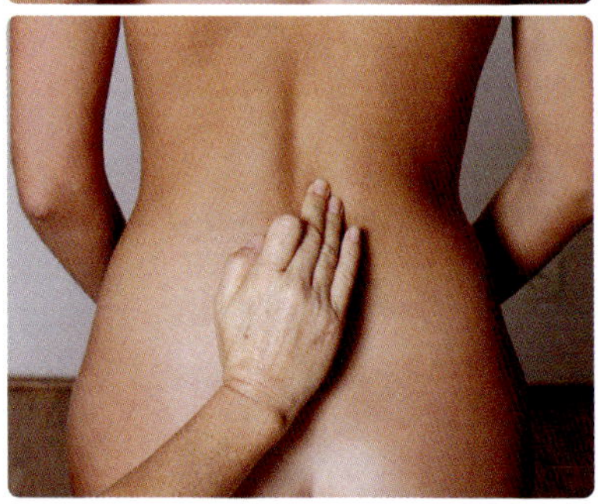

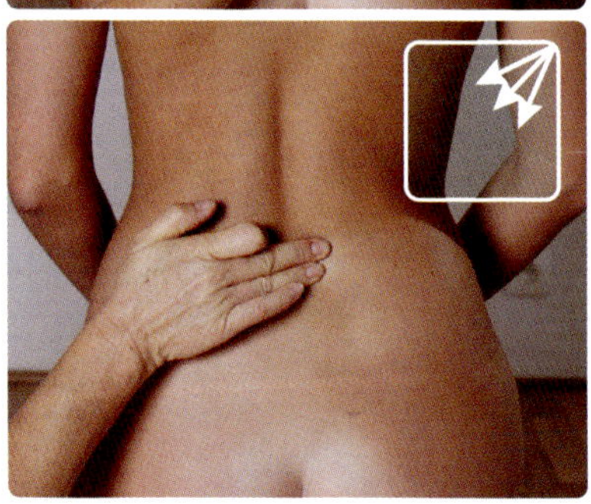

8. Beim Massagegriff 8 ziehen Sie in gleicher Weise einen Fächer in den Winkel zwischen Rippenbogen und Lendenwirbelsäule. In diesem Fall starten Sie den Griff rechts neben der Wirbelsäule und ziehen etwa zehn Zentimeter nach unten in Richtung Darmbein. Anschließend setzen Sie Ihre Fingerkuppen erneut neben der

Wirbelsäule an, zeihen nun jedoch diagonal zum Darmbein usw. Auch hier wiederholen Sie diese Griffolge drei bis fünf Mal. Danach wiederholen Sie die Massage auf der linken Rückenhälfte.

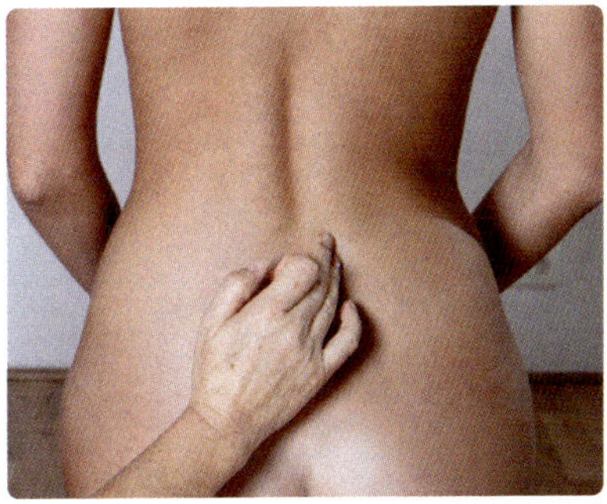

9. Der nächste Griff wird mit Mittel- und Ringfinger über den unteren Rippenbogen gezogen, und zwar vom unteren Ende des Brustbeins (*Sternum*) bis zur Wirbelsäule. Wiederholen Sie dieses drei bis fünf Mal auf der rechten Rumpfhälfte, danach das gleiche auf der linken Seite des Rükkens.

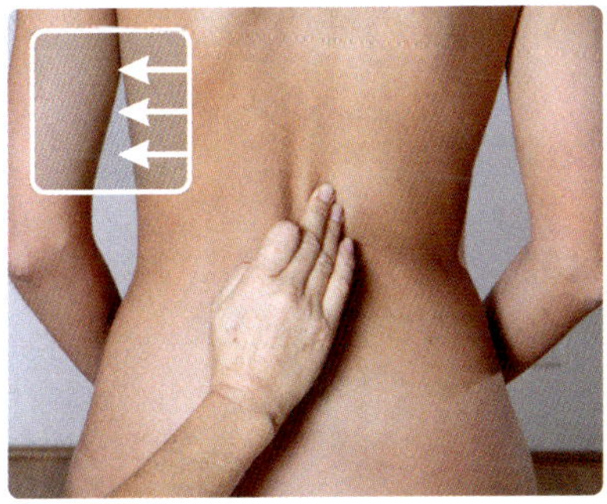

Zwischen Rippenbogen, Darmbeinkamm und Lendenwirbelsäule befinden sich hautsächlich die Zonen, die den Nieren, den ableitenden Harnwegen und dem Dickdarm zugeordnet werden.

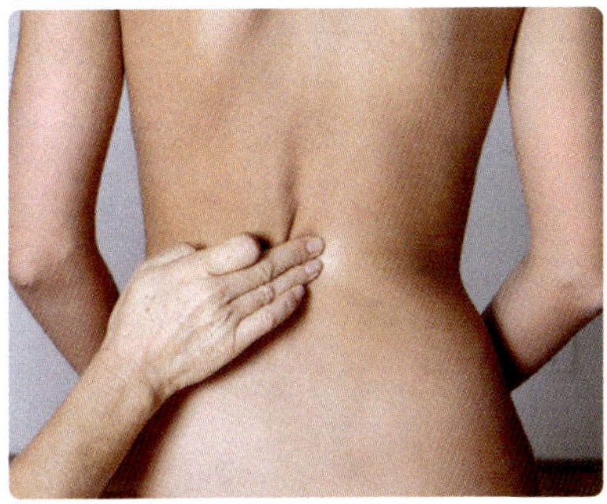

10. Beim Massagegriff zehn »haken« Sie den Rand des breiten Rückenmuskels (*M. Latissimus dorsi*) an. Mit den Fingern drei und vier führen Sie kurze Massagestriche am rechten äußeren Rand des breiten Rückenmuskels durch. Beginnen Sie oberhalb des Beckens, und lassen Sie die Strichführung unterhalb der Achsel

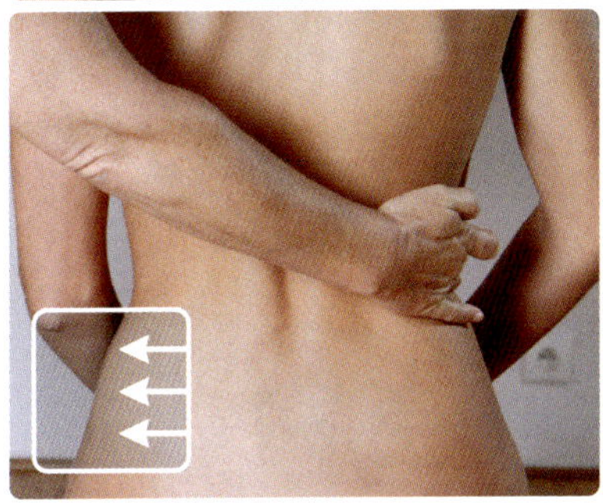

enden. Wiederholen Sie wie gewohnt auch diesen Griff drei bis fünf Mal rechts, danach links am Rücken.

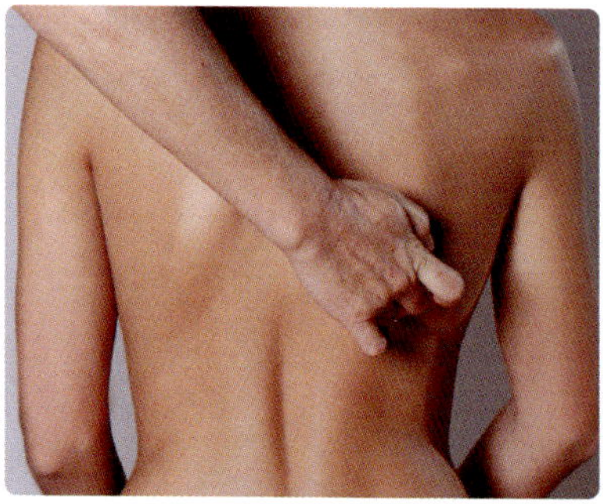

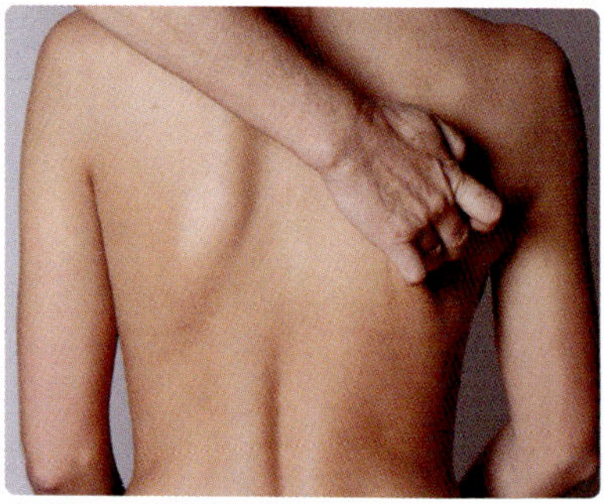

11. Nun ziehen Sie lange Striche quer über die rechte Rückenhälfte. Beginnen Sie an der Axillarlinie und enden Sie an der Wirbelsäule. Führen Sie diese Striche vom Beckenkamm aufwärts, in Abständen von etwa fünf Zentimetern, in Richtung Schulterblatt aus. Drei bis fünf Mal wiederholen Sie dieses und verfahren genauso auf der linken Rückenhälfte.

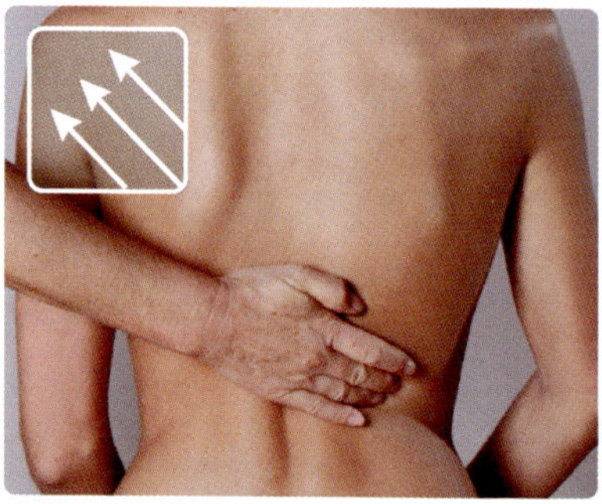

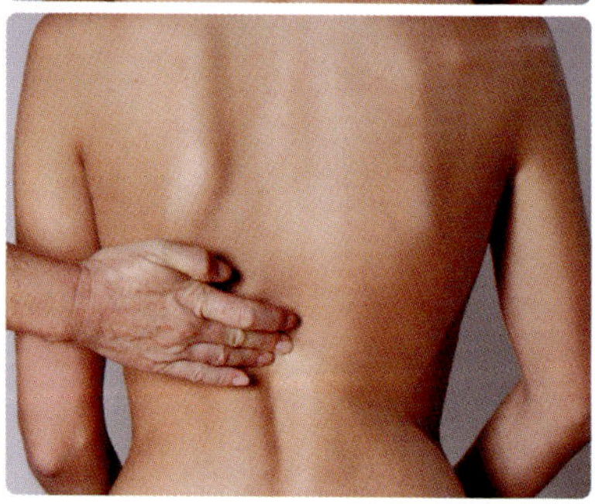

12. In kleinen bogenförmigen Haken, etwa drei Zentimeter lang und direkt neben der Wirbelsäule, führen Sie den nächsten Massagegriff durch. Hierbei beginnen Sie auf Höhe des fünften Lendenwirbels und enden auf Höhe des siebten Halswirbels. Auch bei diesem Griff bearbeiten Sie zuerst die rechte Rückenhälfte, danach die linke Rückenhälfte drei bis fünf Mal.

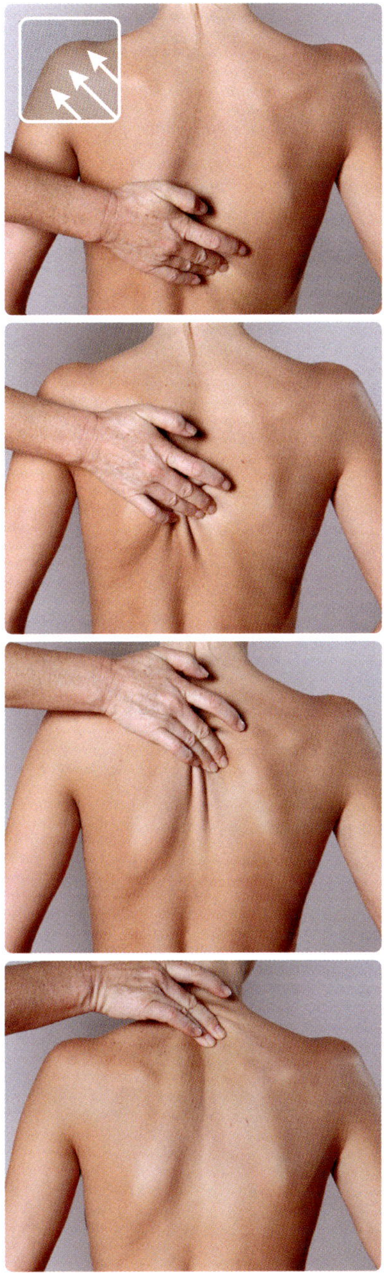

Mit der Griffolge zehn bis dreizehn erreichen Sie die Reflexzone welche überwiegend den Verdauungsorganen zugeordnet sind. Magen, Darm, Leber, Galle und Bauchspeicheldrüse gehören hierzu. In diesem Fall wird es aber besonders deutlich, daß die Zonen sich in ihrer Position segmental überschneiden und dadurch bei den Massagegriffen automatisch auch andere Zonen mit berührt werden. In diesem Fall z. B. die Nieren- oder die Bronchialzonen.

13. Bei Massagegriff dreizehn wird die Form eines Fächers über das rechte Schulterblatt (*Scapula*) gezogen. Beginnen Sie mit Mittel- und Ringfinger Ihrer rechten Hand im oberen äußeren Schulterblattwinkel. Von hier aus ziehen Sie eine Linie am Seitenrand des Schulterblatts, beginnen erneut in dem Winkel und ziehen nun eine diagonale Linie zum mittleren Schulterblattrand und so weiter. Wiederholen Sie diesen Fächer drei bis fünf Mal auf dem rechten Schulterblatt. Dann massieren Sie das linke Schulterblatt in gleicher Weise.

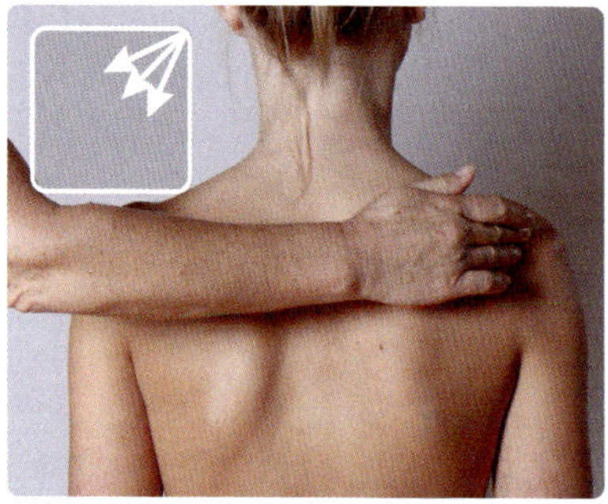

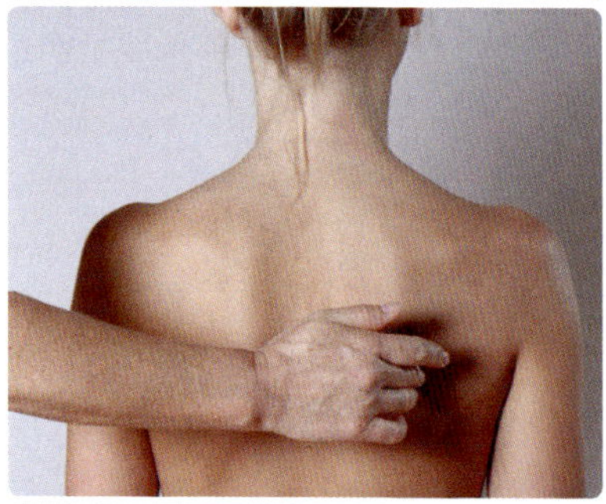

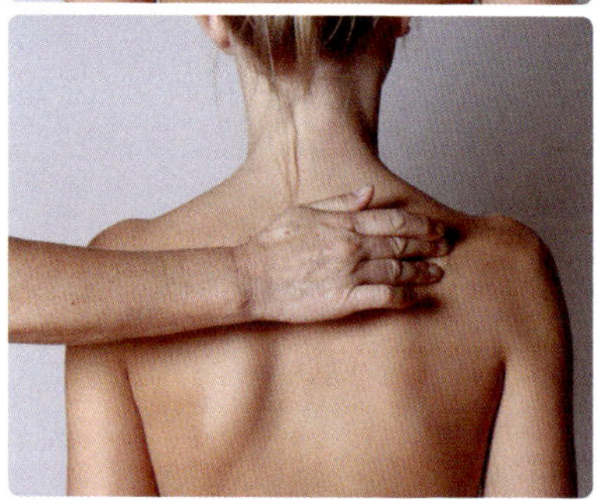

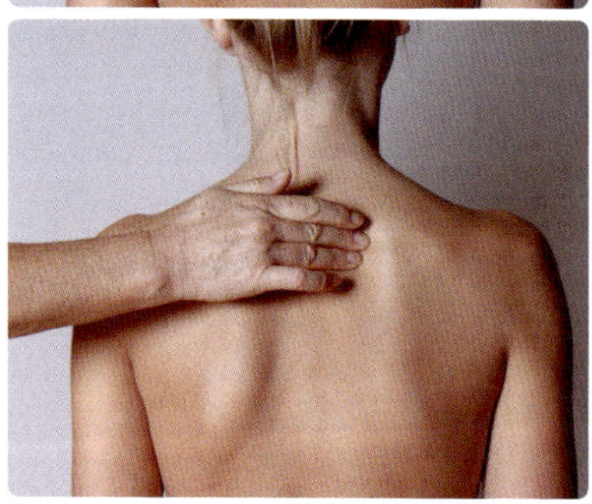

14. Der vierzehnte Massagegriff in dieser Abfolge zieht um das Schulterblatt herum. Dabei bewegen Sie die Finger drei und vier von der hinteren Achselfalte, um den unteren Schulterblattwinkel, entlang des medialen Seitenrandes, bis auf Höhe des siebten Halswirbels (Prominenz). Auch diesen Griff wiederholen Sie drei bis fünf Mal. Danach wechseln Sie zum linken Schulterblatt.

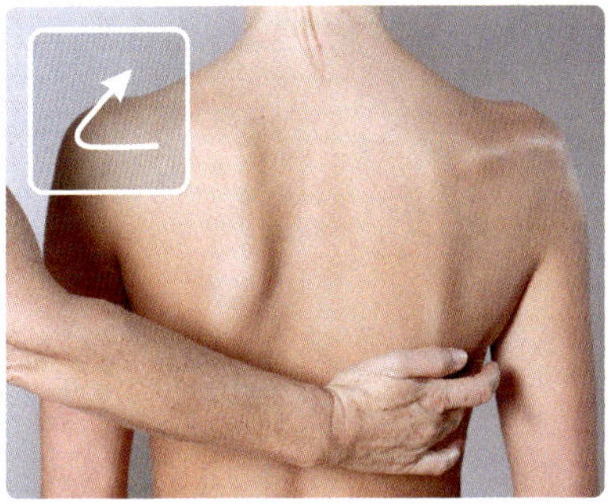

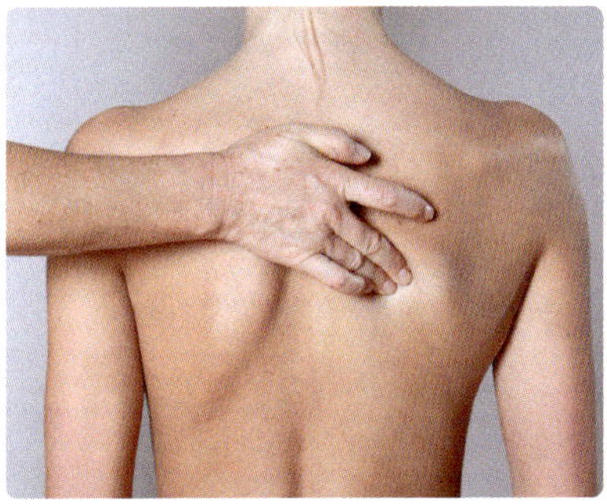

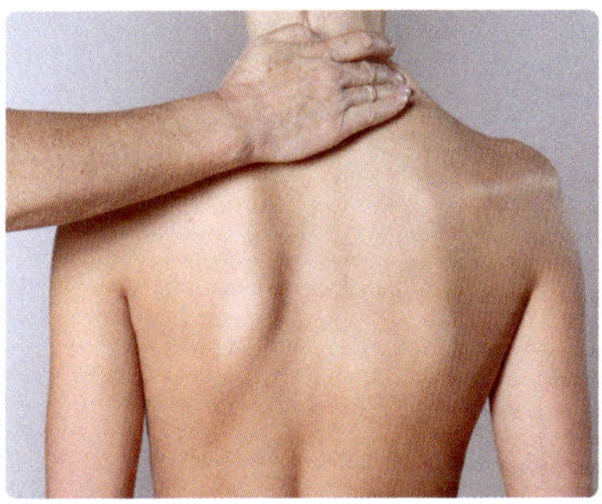

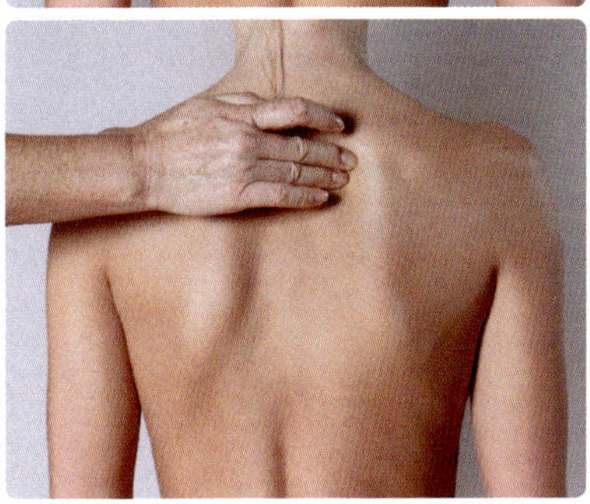

15. Bei Griff fünfzehn beschreiben Sie horizontale Linien zwischen den beiden Schulterblättern. Dabei beginnen Sie am rechten unteren Schulterblattwinkel. Hier fixieren Sie mit Mittel- und Ringfinger der linken Hand und ziehen mit Finger drei und vier der rechten Hand zum linken unteren Schulterblatt. Halten hier mit Ihrer rechten Hand und ziehen eine horizontale Linie mit Ihrer linken Hand zum rechten Schulterblatt. Bahn für Bahn arbeiten Sie sich in dieser Form aufwärts bis zum oberen Schulterblattwinkel. Wiederholen Sie diese queren Züge zwischen den Schulterblättern drei bis fünf Mal.

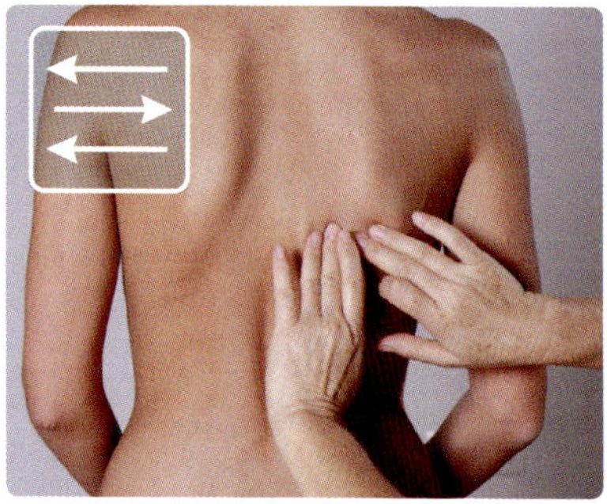

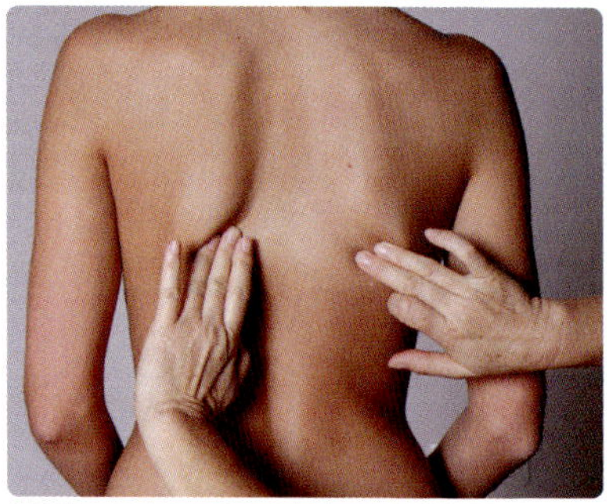

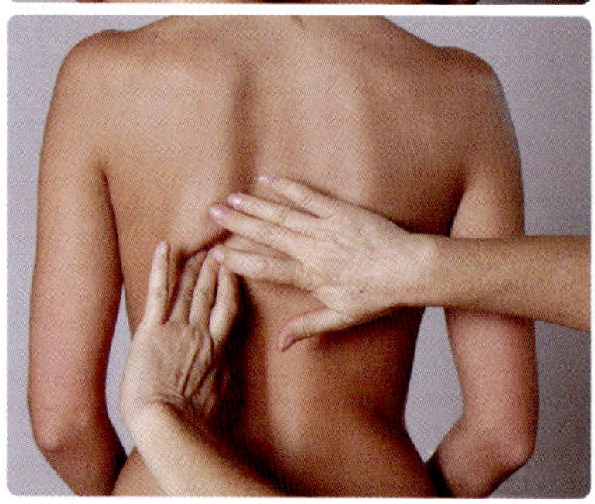

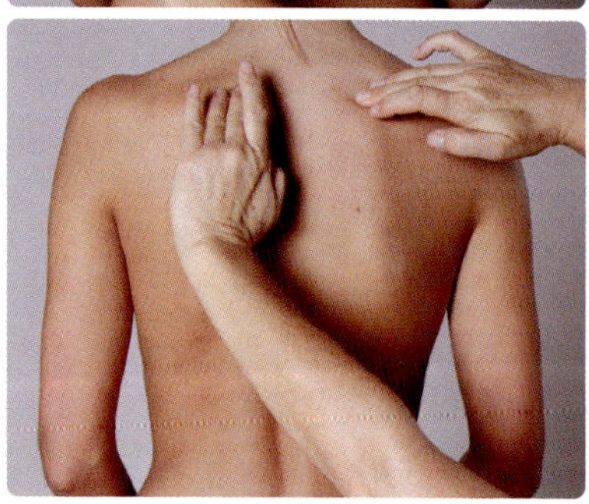

16. Massagegriff sechzehn arbeitet mit den beiden Daumen. Sie führen den rechten und den linken Daumen im Wechsel um den siebten Halswirbel herum. Wiederholen Sie diese Halbkreise fünf bis zehn Mal.

Die Massagegriffe dreizehn bis sechzehn behandeln in der Hauptsache die Organzonen für den Bereich Herz, Lunge, Nieren, Kopf sowie die arterielle Armdurchblutung.

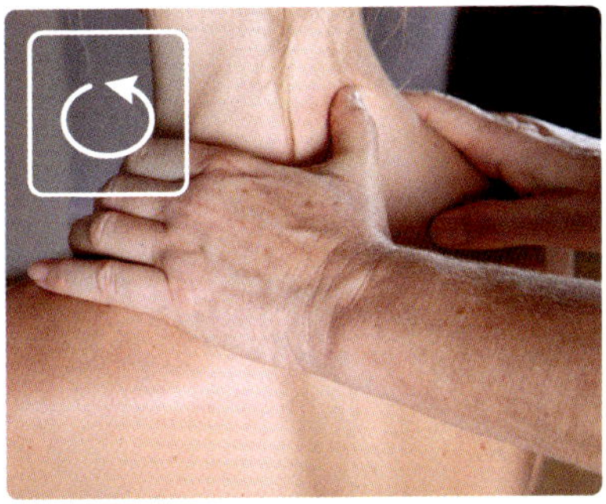

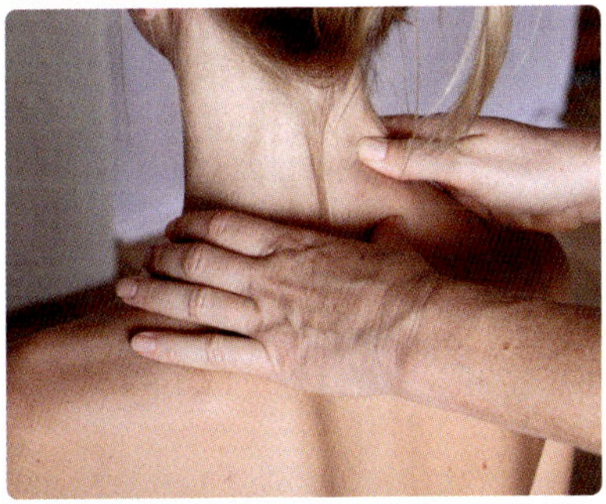

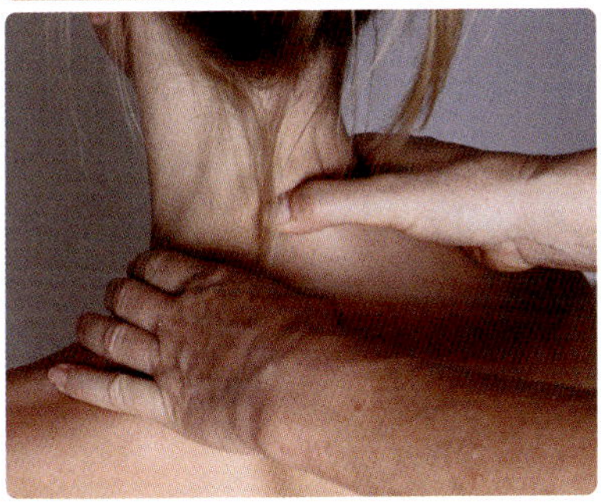

17. Führen Sie einen langen, ununterbrochenen Zug aus und zwar wie gewohnt mit Finger drei und vier. Sie ziehen hierbei, auf Höhe des Darmbeinkamms beginnend, direkt neben der Wirbelsäule aufwärts bis zum Hinterhaupt. Wiederholen Sie diesen langen Zug drei bis fünf Mal rechts, danach drei bis fünf Mal links neben der Wirbelsäule durch.

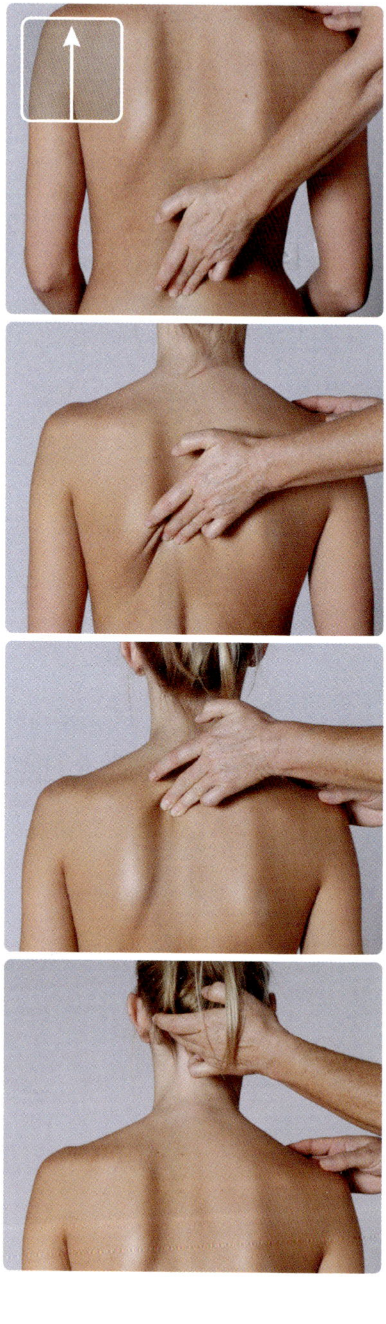

18. Bei diesem Massagegriff ziehen Sie kurze Striche am oberen Rand des Kapuzenmuskels (*Muskulus Trapezius*). Beginnen Sie hierbei am äußeren Rand, auf Höhe des Schultergelenks, und ziehen Sie die kurzen Linien nach innen zum Hinterhaupt. So verfahren Sie weitere drei bis fünf Mal auf der rechten Seite, danach bearbeiten Sie die linke Seite des Muskelrandes.

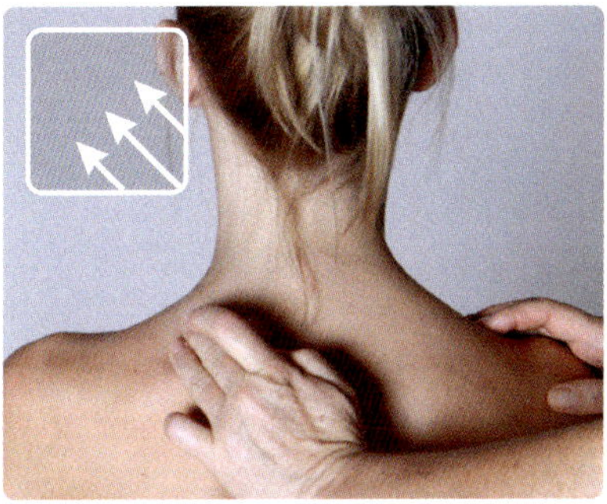

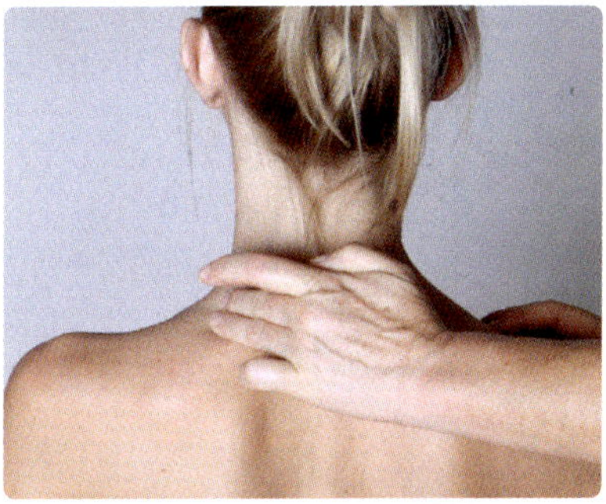

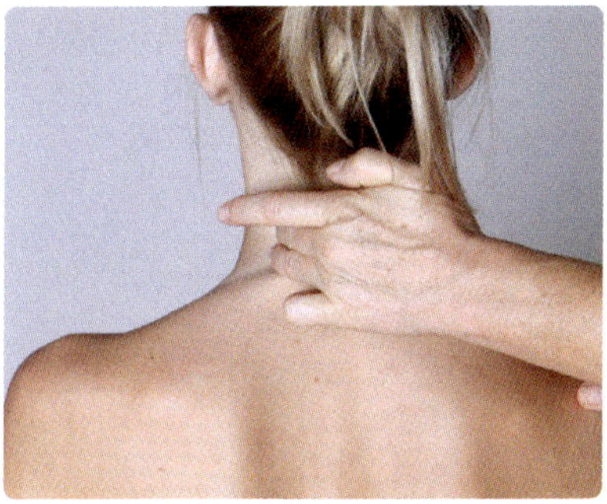

19. Mit dem nächsten Griff ziehen Sie einen halben Bogen am hinteren Rand des Deltamuskels (*Muskulus deltiodeus*). Wieder mit Mittel- und Ringfinger der rechten Hand am Rand des rechten Oberarmmuskels entlang. Das wiederholen Sie drei bis fünf Mal und führen den Zug danach am vorderen Deltarand aus. Anschließend tun Sie das gleiche am linken Oberarm.

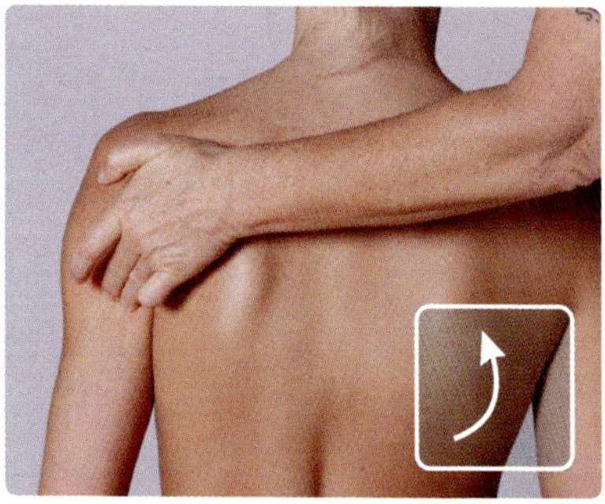

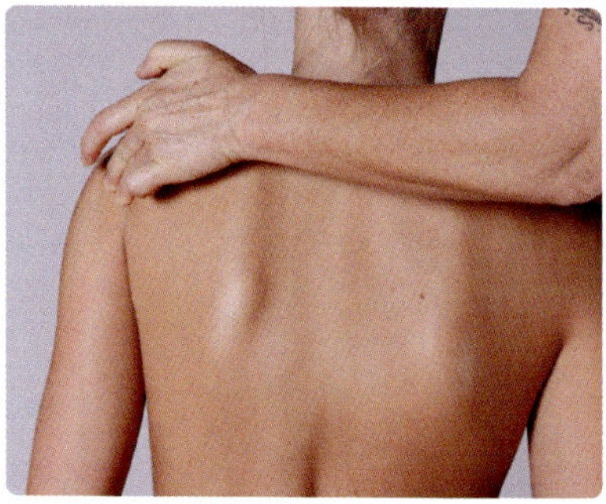

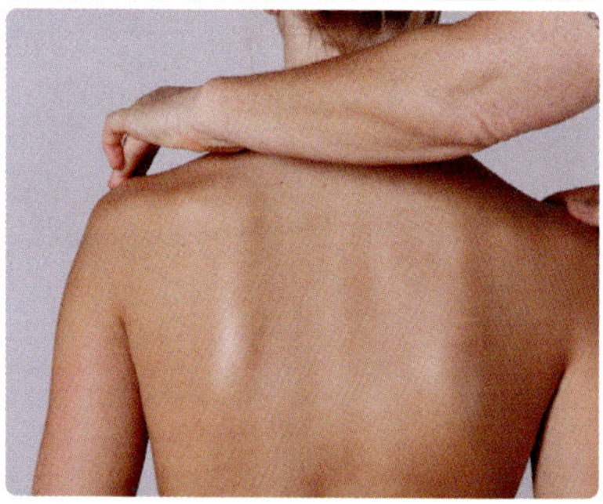

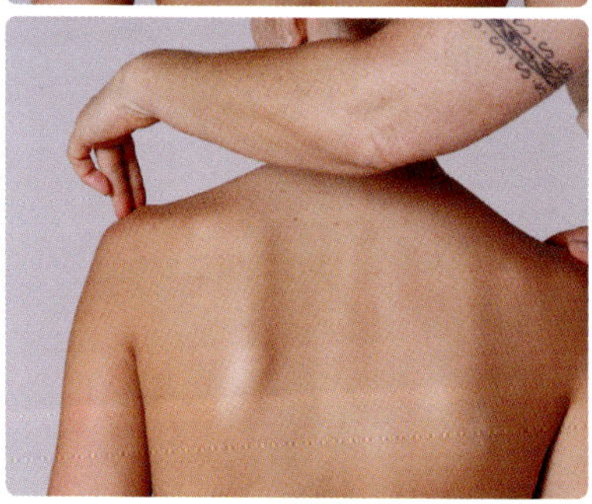

20. Mit Zug über das Schlüsselbein ist der Griff Nummer zwanzig bezeichnet. Hierbei nehmen Sie erneut die Finger drei und vier und ziehen (in diesem Falle eher sanft) über das rechte Schlüsselbein. Ziehen Sie diese von innen, vom Brustbeinansatz, nach außen, zur Schulterhöhe, verlaufenden Linie drei bis fünf Mal. Dann wechseln Sie zur linken Seite und verfahren hier genauso.

Anschließend ziehen Sie solche Linien gleichzeitig über beide Schlüsselbeine.

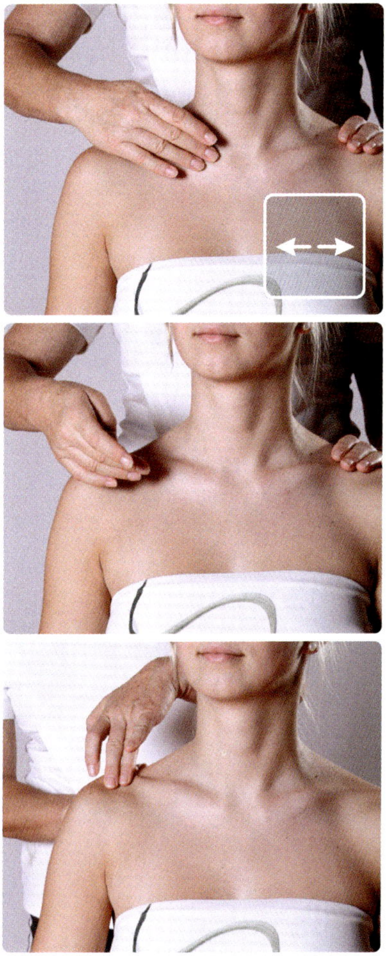

Hier folgen nun Massagegriffe, die mit allen Fingerkuppen beider Hände ausgeführt werden.

21. Einen Fächer über den Brustmuskel ziehen (*Muskulus pectoralis*), so heißt es im nächsten Massagegriff. Hierbei führen Sie die gespreizte Hand über den Brustmuskel bis zur Schulterhöhe. Sie wiederholen den Griff drei bis fünf Mal zuerst rechts, dann links, danach auf beiden Seiten gleichzeitig.

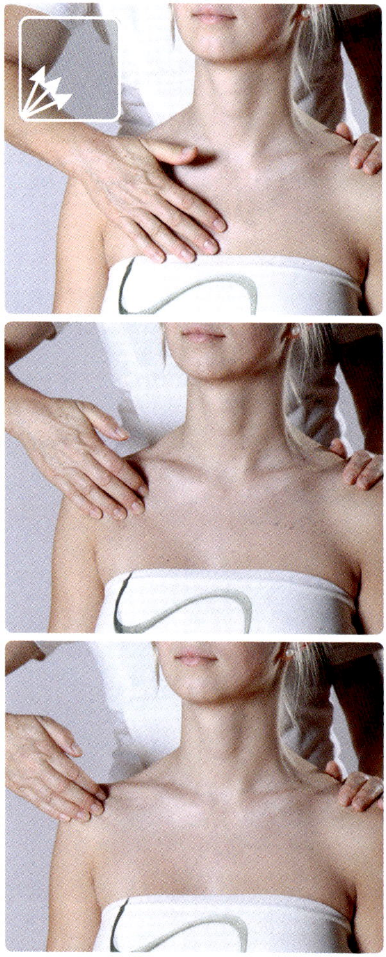

22. Bei dem Massagegriff zweiundzwanzig ziehen Sie einen Spreizgriff vom unteren Ende des Brustbeins (*Sternum*) über die Zwischenrippenräume bis zur Wirbelsäule. Tun Sie das zuerst auf der rechten, danach auf der linken Seite. Anschließend führen Sie den Griff mit beiden Händen gleichzeitig aus.

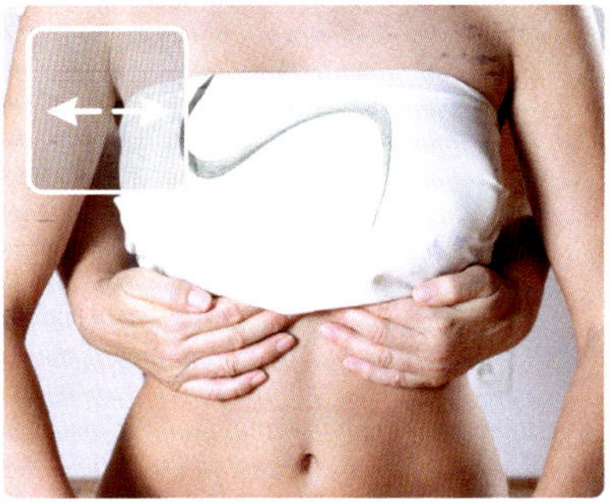

Bei den Griffen einundzwanzig sowie zweiundzwanzig werden in der Hauptsache die Organzonen des Herzens, der Lunge und der Bronchien berührt.

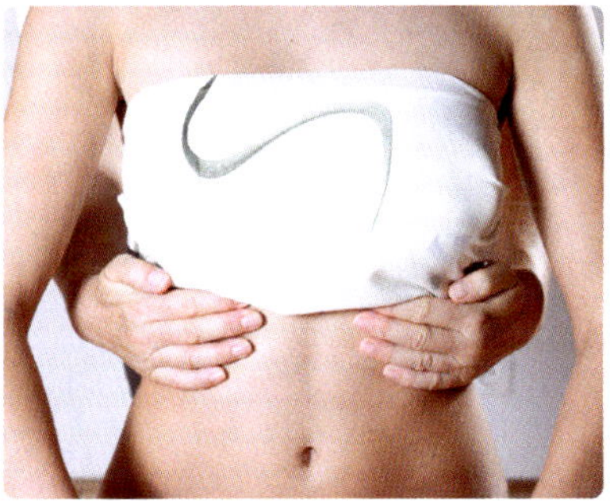

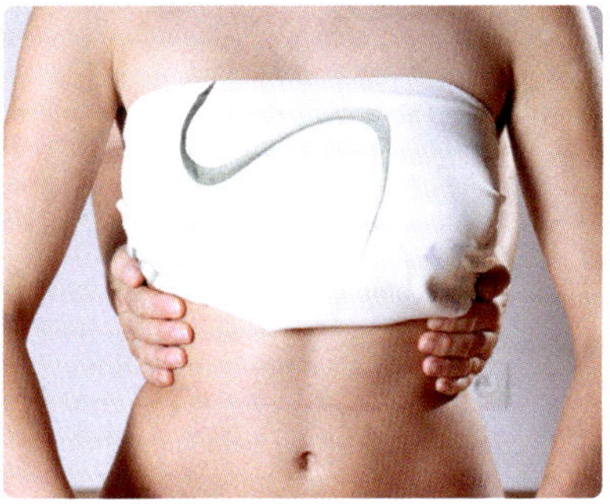

23. Der Griff dreiundzwanzig wird mit beiden Händen sanft ausgeführt. Sie beginnen auf dem oberen Rand des Kapuzenmuskels und ziehen mit gespreizten Fingern abwärts bis in Richtung Analfalte. Wiederholen Sie diesen Abschlußgriff drei Mal.

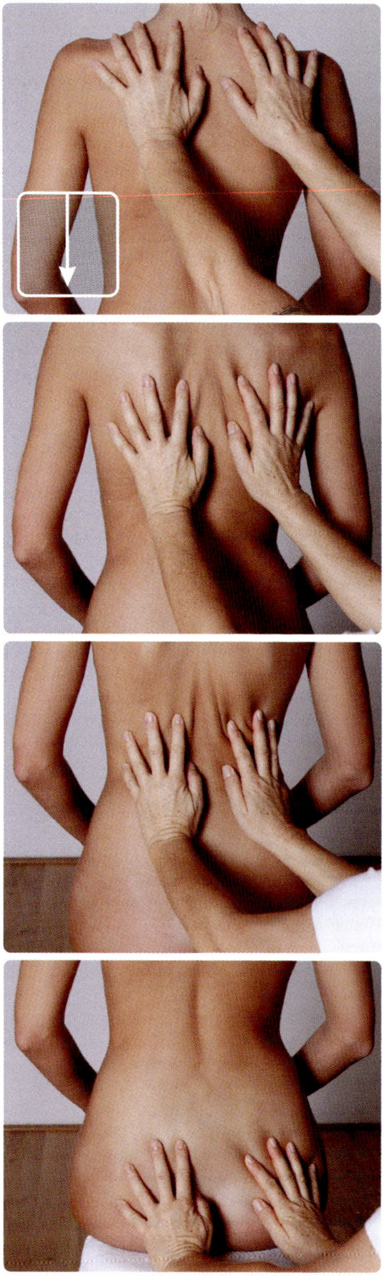

Selbstmassage und/oder unterstützende bindegewebige Massagegriffe im Bereich der Extremitäten

Bindegewebsmassage der Arme

Um die Reflexzonentherapie am Rücken in ihrer Wirkung zu unterstützen, können die Arme oder die Beine mit einer zusätzlichen Massage unterstützt werden. Die Behandlung der Extremitäten kann aber durchaus auch als eigenständige Therapieform ausgeführt werden. Auch hier stehen Hautareale in Verbindung mit den inneren Organen, bei den Armen betrifft es hauptsächlich Organzonen im Bereich des oberen Rumpfs. Überwiegend wird jedoch die Durchblutung der Extremitäten stark verbessert.

Als Behandlungsposition wählen Sie für Ihren Klienten eine aufrecht sitzende Position, der behandelte Arm kann auf einem Massagetisch abgelegt werden. Auch bei einer Selbstmassage wählen Sie eine solche Behandlungsposition. Die bekannte Strichtechnik der Bindegewebsmassage wird hierbei ebenfalls angewandt und an den dafür ausgewählten Bereichen plaziert. Optimal ist es, beide Arme nacheinander zu massieren. Begonnen wird dann am rechten Arm. Aber auch die Einzelbehandlung eines Arms ist möglich. Für die Armbehandlung ist folgender Ablauf sinnvoll:

1. Führen Sie Längszüge in der Achselhöhle durch. Ziehen Sie dabei auf drei gedachten Bahnen jeweils einen circa 10 cm langen Zug durch. Beginnen Sie dafür am hinteren Teil der Achselhöhle und ziehen Sie in Richtung Oberarm. Wiederholen Sie dieses drei bis fünf Mal.

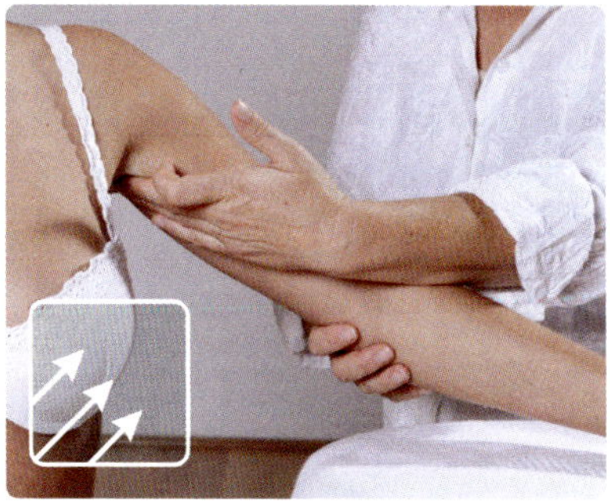

2. Bei dem folgenden Griff führen Sie quer verlaufende Züge in der Achselhöhle durch. Dabei beginnen Sie im hinteren Teil der Achselhöhle und ziehen in kurzen (etwa 3 cm langen) Zügen nach vorn zum Oberarm. Diese wiederholen Sie drei bis fünf Mal.

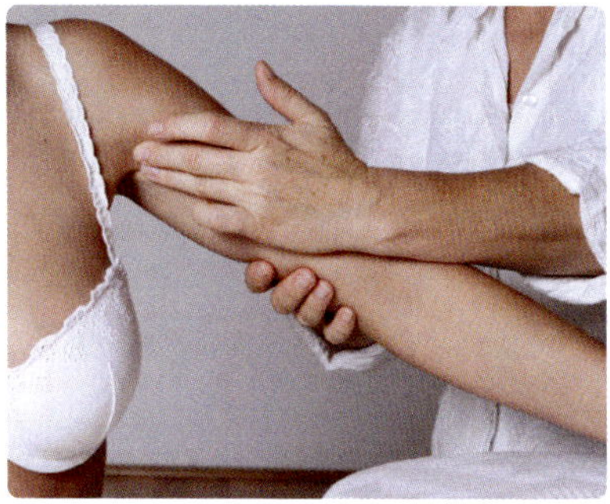

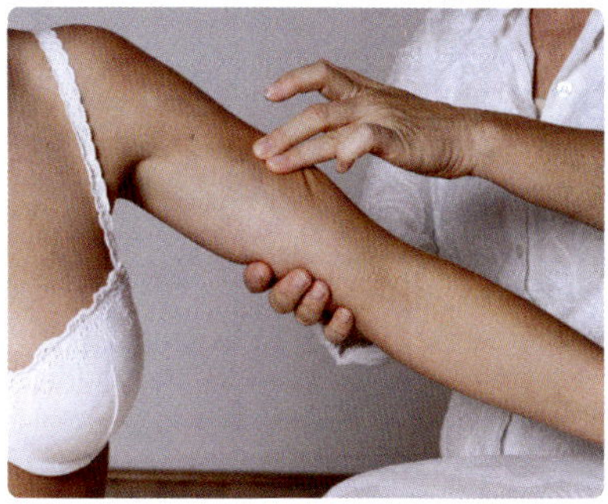

3. Führen Sie einen Zug um den Deltamuskel aus. Wiederholen Sie diesen Zug drei bis fünf Mal, indem Sie mit den Fingern drei und vier von der Schulterhöhe in einem Halbkreis bis zum Ansatz des Muskels (Mitte des Oberarms) ziehen.

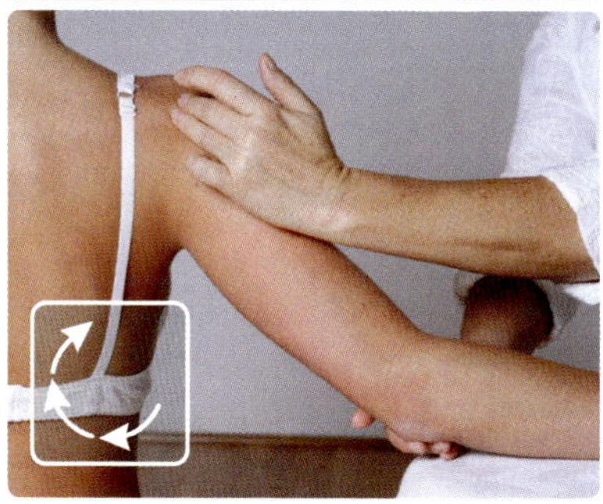

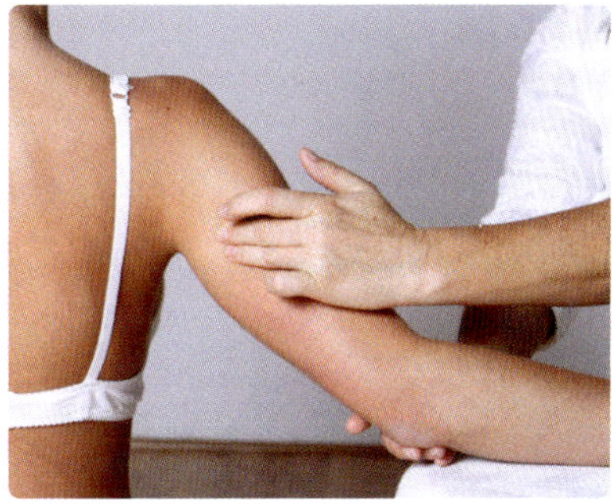

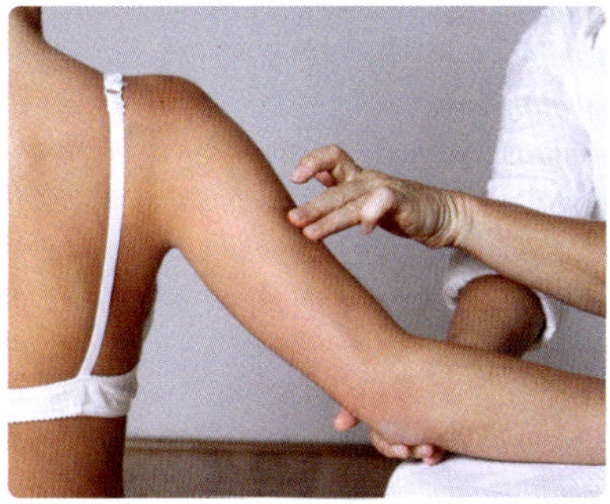

4. Beugen Sie den Oberarm erst ein Mal. Der Oberarmbeuger (*M. Bizeps*) zeigt sich, und Sie können den inneren bzw. äußeren Rand erkennen. Auf dem inneren Rand des Bizeps setzen Sie kurze Anhakstriche. Beginnen Sie oben und folgen Sie einer gedachten Linie in Richtung Ellenbeuge.

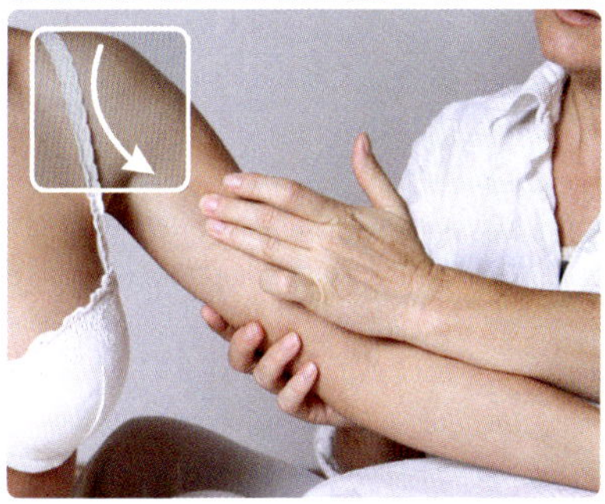

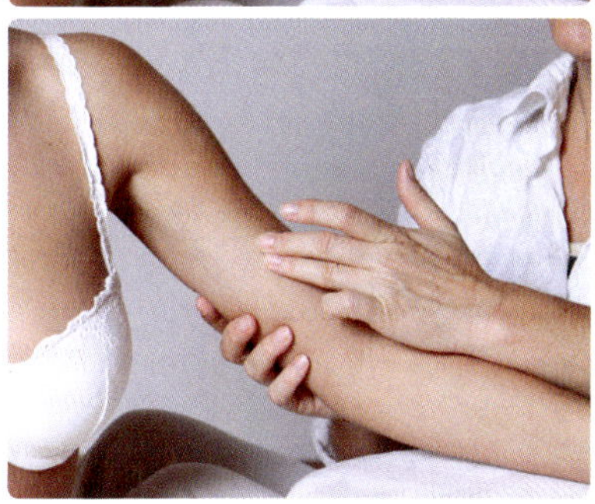

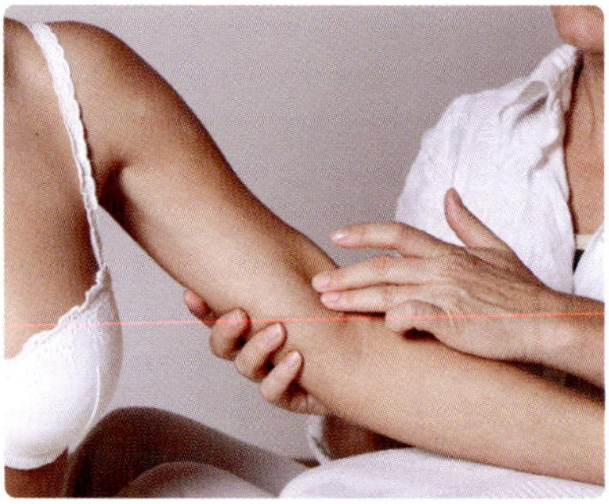

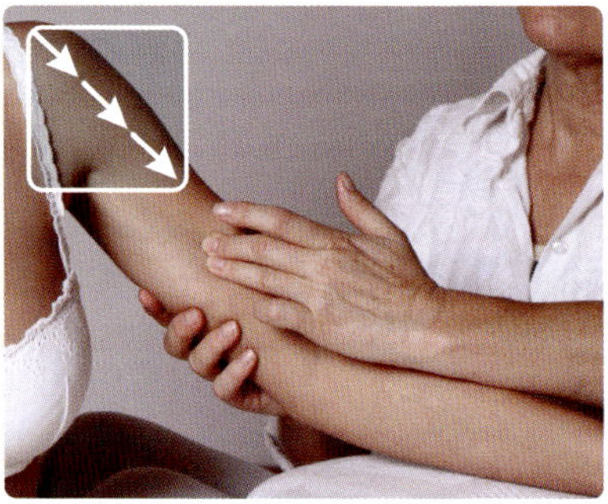

5. Die Fortsätze an den Gelenksrollen heißen Epkondylen. Diese Fortsätze finden sich an vielen Knochenenden. Auch im Bereich des unteren Oberarms, am Ellenbogen befinden sich diese Epikondylen (wir kennen sie als Musikkochen). Hier führen Sie den nächsten Massagegriff durch, und zwar das Anhaken vom Oberarm abwärts zu diesen Fortsätzen hin. Beginnen Sie ungefähr fünfzehn Zentimeter oberhalb der Ellenbeuge und ziehen Sie mit dem Mittel- und Ringfinger jeweils zum äußeren oder inneren Fortsatz. Das wiederholen Sie drei bis fünf Mal.

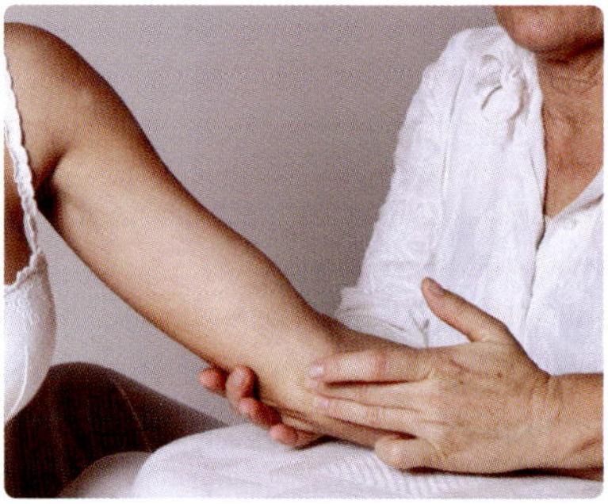

6. Zug sechs führt durch die rechte Ellenbeuge. Sanft ziehen Sie eine Linie von etwa zehn Zentimeter Länge. Das wiederholen Sie drei bis fünf Mal.

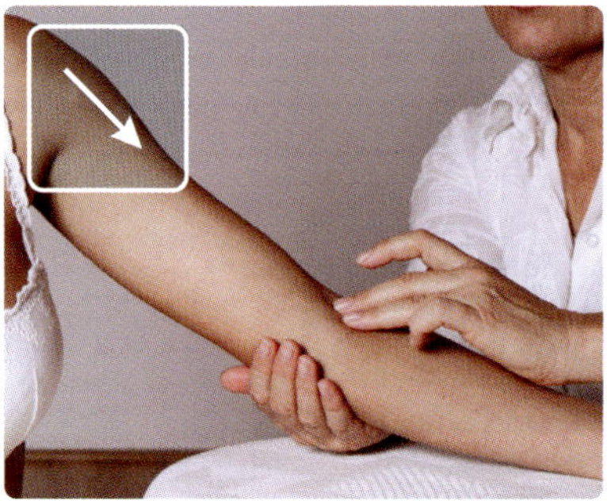

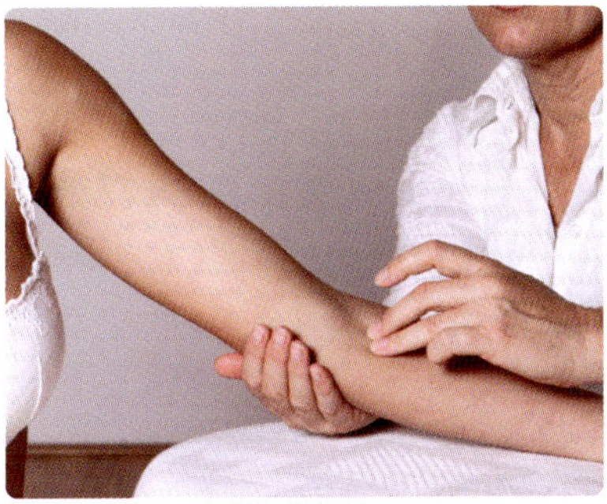

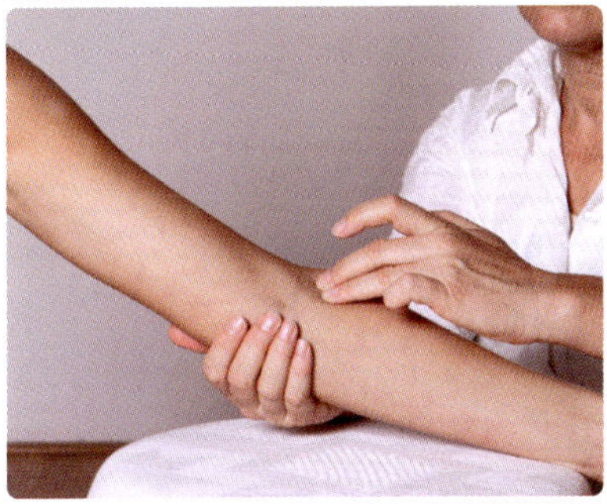

7. Der Massagegriff sieben beschreibt kurze Anhakstriche auf der Innenseite des Unterarms. Hierfür beginnen Sie unterhalb der Ellenbeuge und ziehen mit kurzen Massagestrichen abwärts in Richtung Handgelenk. Wiederholen Sie dieses drei bis fünf Mal.

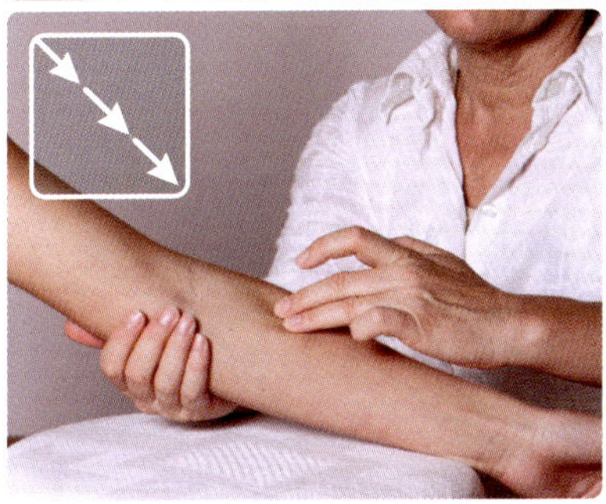

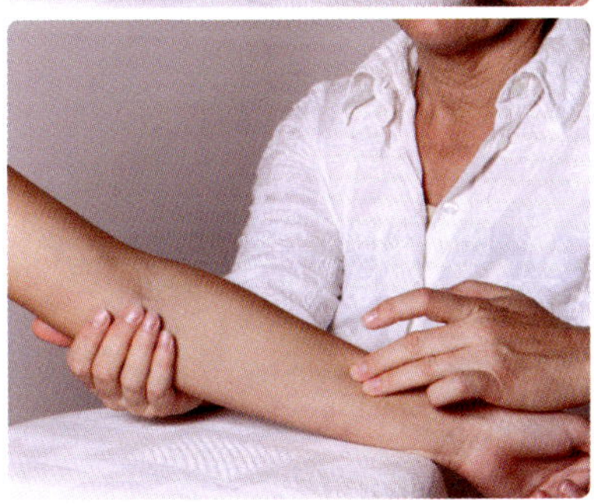

8. Mit Anhakstrichen behandeln Sie nun das Handgelenk. Mit Finger drei und vier ziehen Sie auf Seite der Elle (*Ulna*) beginnend mit kurzen Strichen über das Handgelenk in Richtung Speiche (*Radius*). Wiederholen Sie diesen Griff drei bis fünf Mal. Anschließend drehen Sie die Hand und führen die gleiche Grifftechnik auf der Innenseite aus.

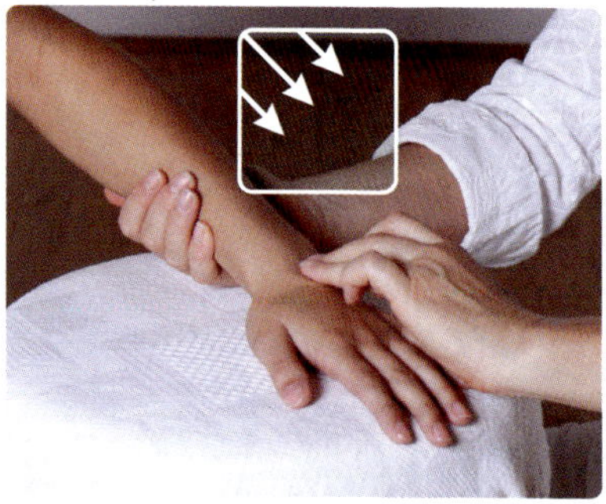

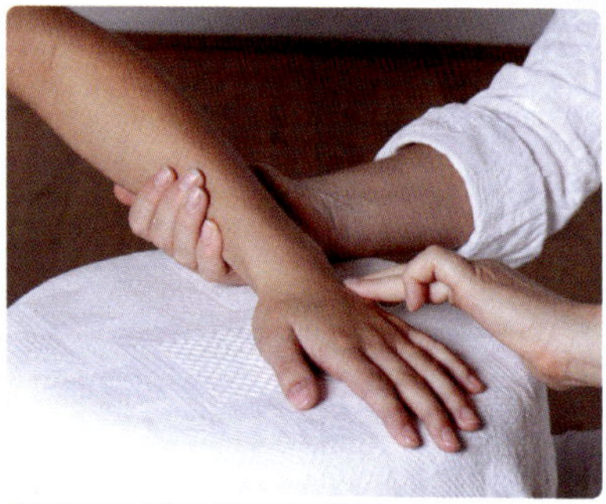

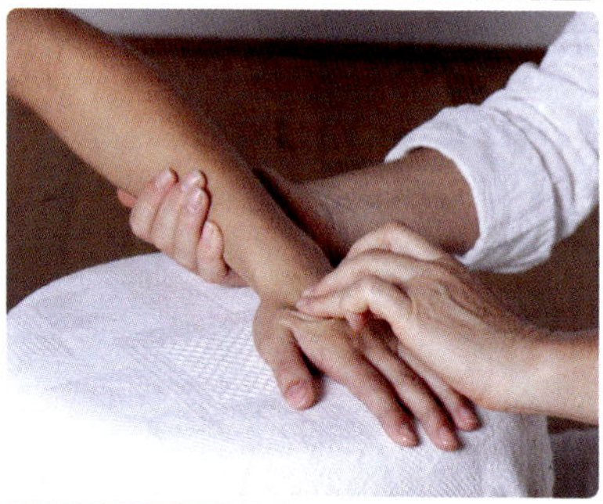

9. Zum Abschluß behandeln Sie die Innenhand. Dehnen Sie mit den Fingern drei und vier (bei Selbstmassage können Sie ebenso mit den Daumen arbeiten) die Handinnenfläche, indem Sie Strich für Strich die flächige Sehne (*Aponeurose*) dehnen. Sie beginnen in der Nähe des Handgelenks und arbei-

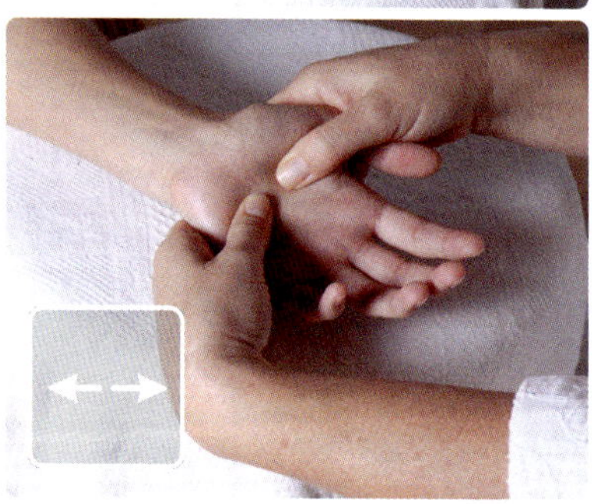

ten sich in queren Zügen, Bahn für Bahn zu den Fingergrundgelenken vor. Drei Wiederholungen an der Kleinfingerseite, drei Wiederholungen an der Daumenseite.

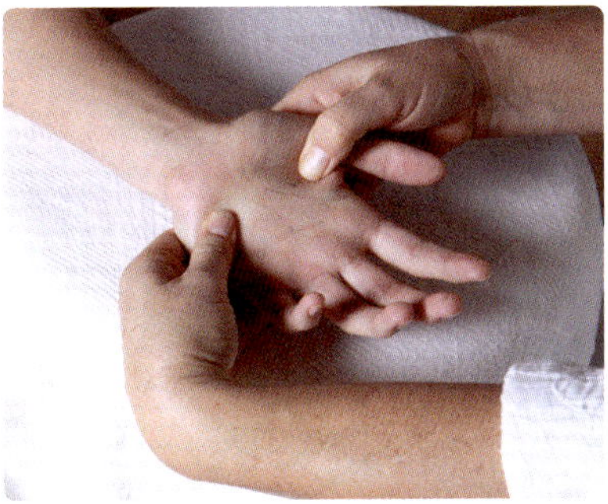

Wenn Sie nun den rechten Arm in dieser Weise behandelt haben, wechseln Sie zum linken Arm und massieren ihn genauso.

Die Bindegewebsmassage der Arme unterstützt vor allem die Armdurchblutung, aber auch die Organfunktion im Bereich des Herzens und der Lunge.

Bindegewebsmassage der Beine

Für die Beinbehandlung gilt das gleiche Prinzip wie bei der Armmassage. Hauptsächlich wird hierdurch die Durchblutung verbessert. Aber auch Organzonen im Bereich des unteren Rumpfs werden angesprochen.

Für die Bindegewebsmassage der Beine plazieren Sie Ihren Klienten auf einer Massagebank (oder ähnlichem). Kopf und Oberkörper etwas erhöht, die Beine gestreckt. Auch bei einer Selbstmassage können Sie einen solchen Langsitz gut als Ausgangsposition wählen. Auch hier gilt es als optimal, beide Beine nacheinander zu behandeln. Begonnen wird auch hier wieder am rechten Bein.

Unter bestimmten Umständen (z. B. gesundheitlichen Einschränkungen im Bereich eines Beins) ist es natürlich richtig, sich auf die Behandlung eines Beines zu beschränken.

1. Führen Sie einen langen Zug am rechten Oberschenkel aus. Und zwar im Bereich des äußeren Rands des vierköpfigen Oberschenkelmuskels (*Muskulus quadrizeps*). Beginnen Sie die Linie oberhalb des Knies und beenden Sie auf Höhe des Hüftgelenks am großen Rollhügel (*Trochanter major*). So fahren Sie drei bis fünf Mal fort.

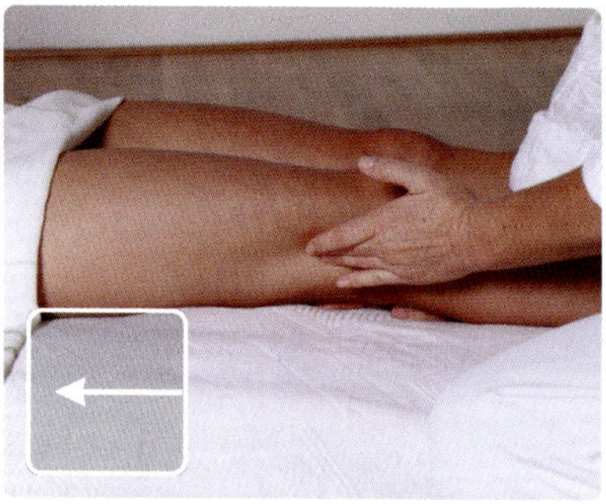

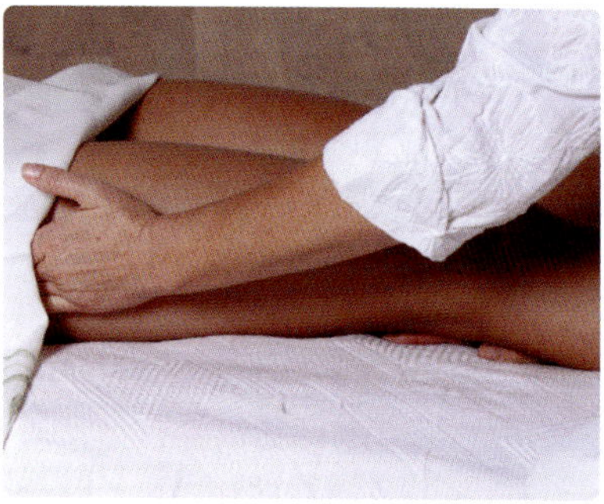

2. Im Bereich dieser senkrechten Linie, die durch Ihre Behandlung am rechten Bein entstanden ist, fügen Sie nun weitere Massagegriffe an. Ziehen Sie quere Anhakstriche von der unteren Hälfte des Oberschenkels zur oberen Hälfte. Beginnen Sie erneut auf Höhe des Kniegelenks und ziehen Sie aufwärts in Richtung Hüftgelenk. Wiederholen Sie dieses drei Mal.

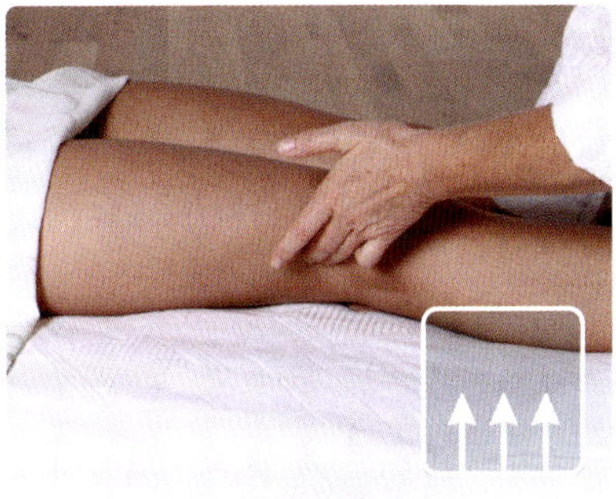

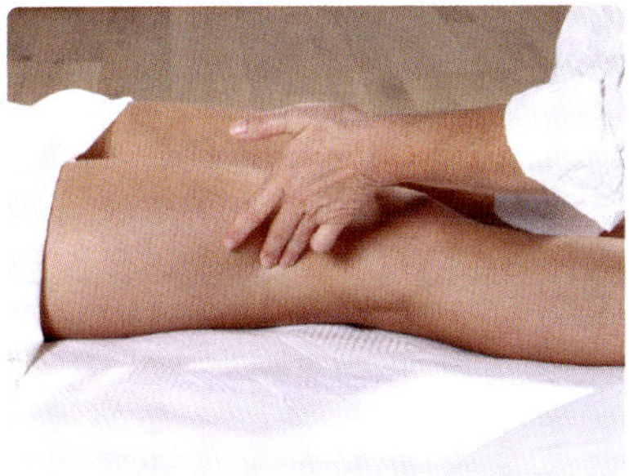

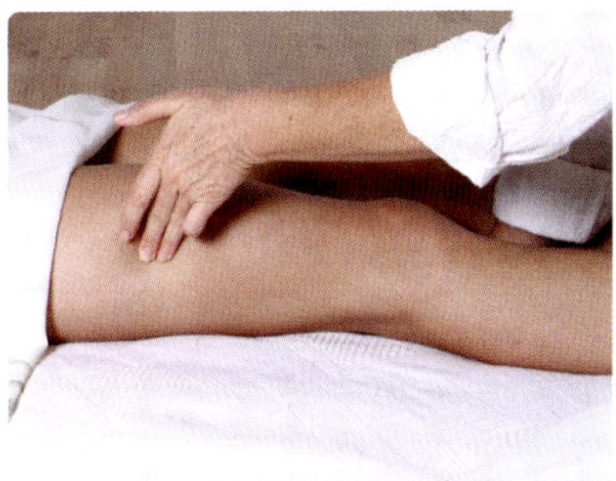

3. Für den nächsten Massagegriff stellen Sie den Fuß auf der Unterlage auf, so daß das zu behandelnde Bein im Knie etwas mehr als neunzig Grad gebeugt ist. Dann führen Sie Anhakstriche auf der Rückseite des Oberschenkels durch. Beginnen Sie etwa zehn Zentimeter unterhalb des Gesäßes und ziehen Sie in kurzen Mas-

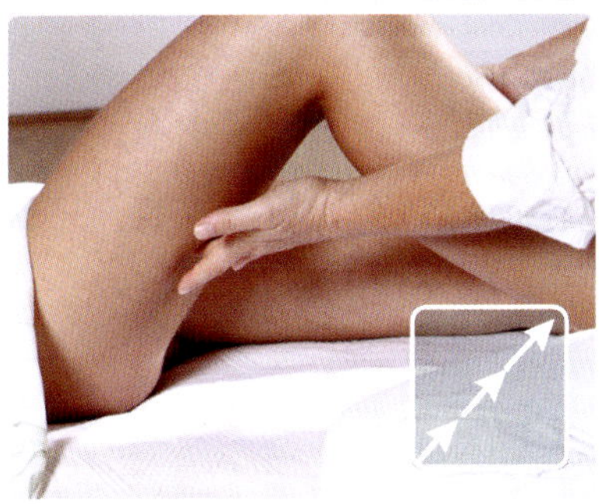

sagestrichen abwärts in Richtung Knie. Das wiederholen Sie drei bis fünf Mal.

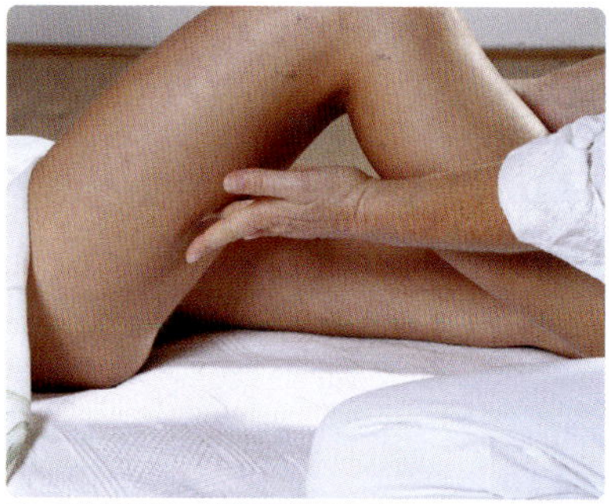

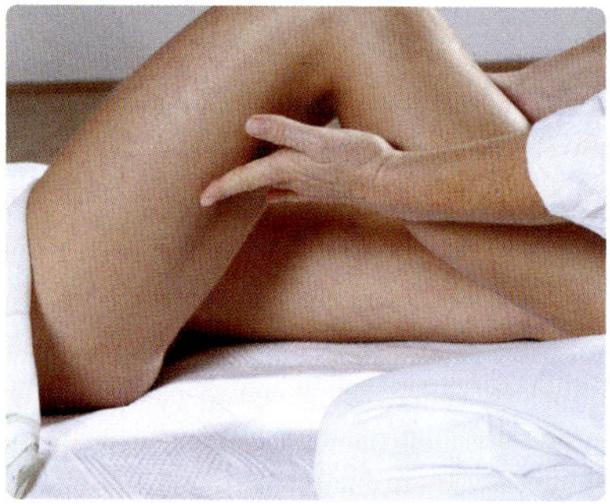

4. Lassen Sie den Fuß aufgestellt wie zuvor. Ziehen Sie dann einen weichen Strich ungefähr zehn Zentimeter lang durch die Kniekehle. Wiederholen Sie dieses drei bis fünf Mal.

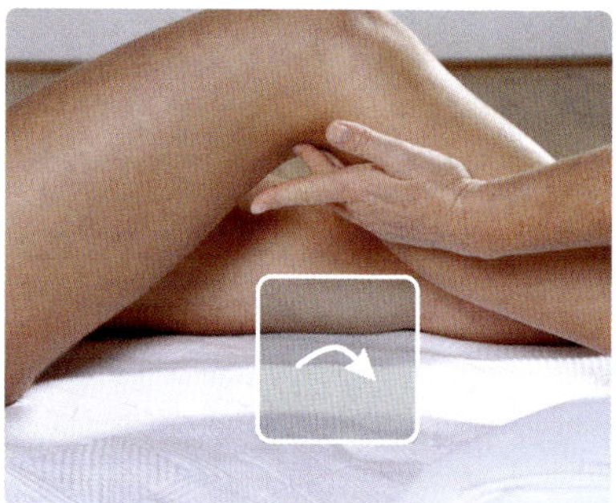

5. Sie lassen den rechten Fuß weiterhin aufgestellt. Jetzt ziehen Sie mit kurzen Anhakstrichen quer über die Wadenmuskulatur. Dabei beginnen Sie an der Außenseite, kurz unterhalb des rechten Knies, und ziehen am Unterschenkel abwärts, dann beginnen Sie von neuem unterhalb des Knies. Das wiederholen Sie drei bis fünf Mal

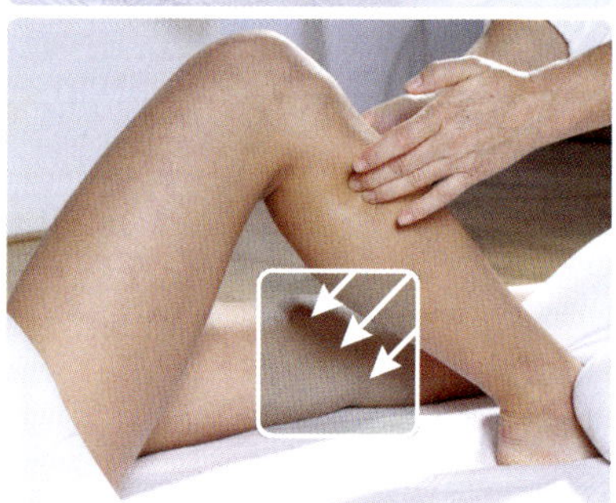

an der Innenseite der Wade, danach in gleicher Form an der Außenseite.

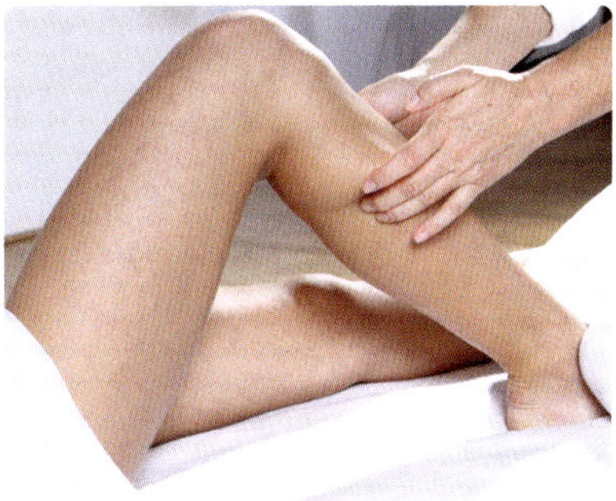

6. Strecken Sie für den nächsten Griff das Bein wieder aus. Danach haken Sie mit kurzen Strichen das Gewebe über dem Fußgelenk an. Beginnen Sie auf Höhe des Außenknöchels und ziehen Sie die kurzen Massagestriche zum Innenknöchel. Wiederholen Sie alles drei bis fünf Mal.

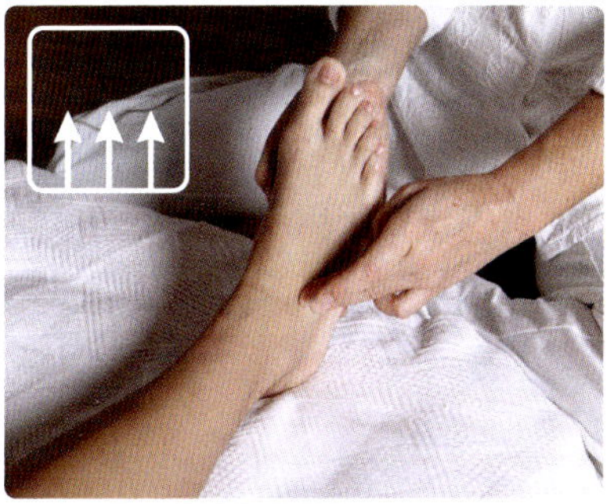

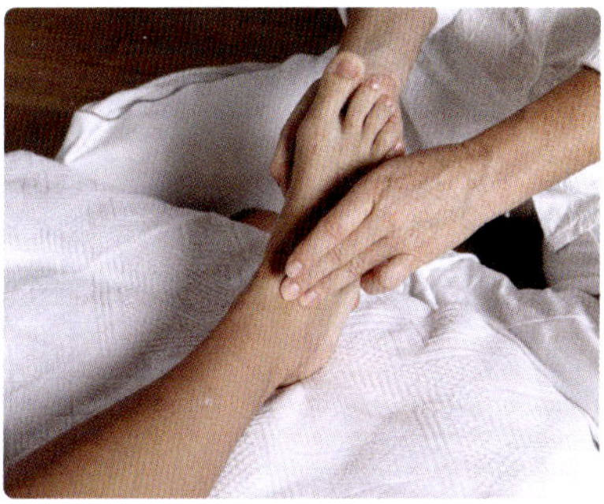

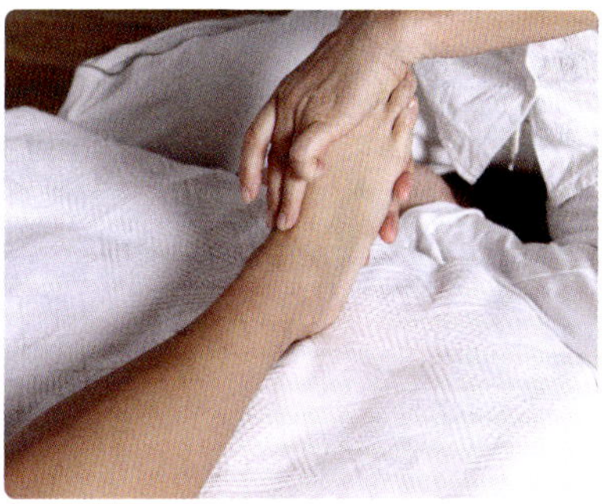

7. Den Abschlußgriff am Bein stellt der Zug über die Fußsohle dar. Dafür bleibt das Bein ausgestreckt. Dann ziehen Sie mit Mittel und Ringfinger einen Zug von der Ferse neben der Fußaußenkante in Richtung Kleinzeh. Den nächsten Zug plazieren Sie daneben, das heißt von der Ferse in Richtung mittleren Zeh. Das wiederholen Sie drei bis fünf Mal und behandeln anschließend das linke Bein in gleicher Weise.

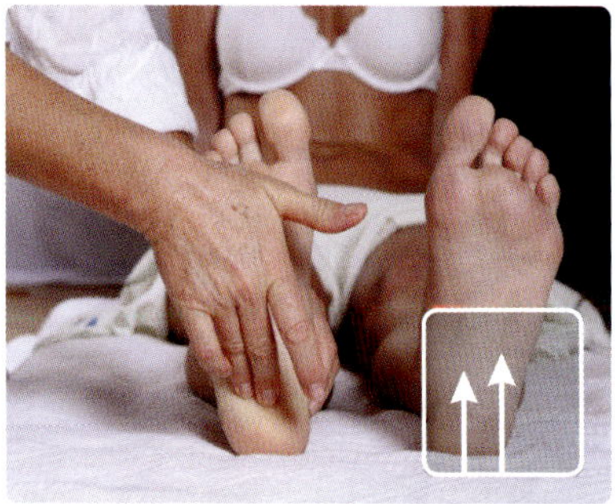

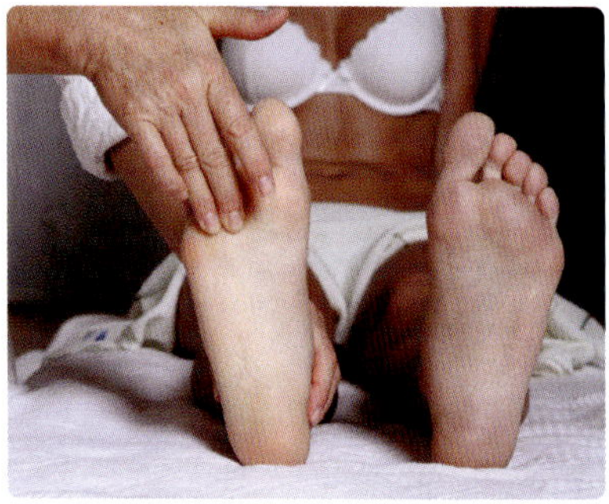

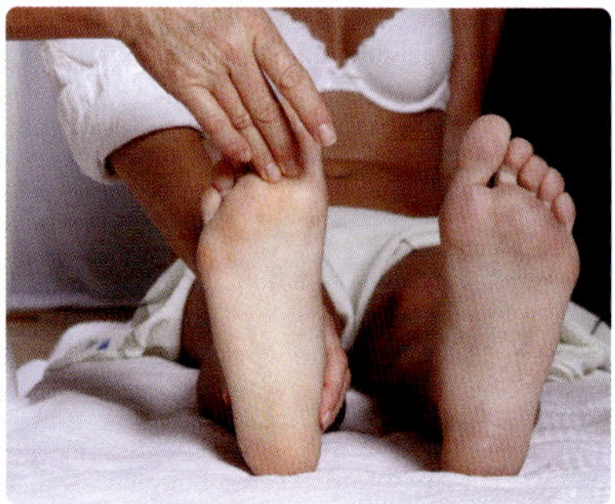

Den Ablauf dieser Bindegewebsmassage an Armen oder Beinen können Sie auch gut als Selbstmassage durchführen. Bei der Beinbehandlung müssen Sie ggf. mit Ihrer Massageposition ein wenig flexibel sein. Der zeitliche Rahmen für diese Behandlung liegt bei etwa zwanzig Minuten.

Zusätzliche Selbstmassagen für Regeneration und Entspannung

Die nachfolgenden kleinen Massagen, die man auch leicht zwischendurch bei sich selbst vornehmen kann, sind keine Bindegewebsmassagen. Da sie aber leicht in den Alltag zu integrieren sind und die Bindegewebsmassagen gut ergänzen, möchten wir sie Ihnen gerne im Rahmen dieses Buches zugänglich machen.

Kleine Kopfmassage

Eine Massage des Kopfes wirkt immer sehr beruhigend und zugleich erfrischend. Sie löst auf einfache Weise Verspannungen und Blockaden der teilweise flächigen Muskulatur. Die Konzentrationsfähigkeit verbessert sich, und so schützt Kopfmassage auch vor Übermüdung. Dabei ist eine solche Eigenbehandlung nahezu überall und ohne große Vorbereitung durchführbar. Das gleiche gilt auch für die anschließend beschriebenen Massagen von Gesicht und Ohren.

1. Setzen Sie sich bewußt aufrecht hin und führen Sie Ihre gespreizten Finger wie einen Kamm durch die Haare. Beginnen Sie am vorderen Haaransatz und führen Sie im Wechsel die Finger Ihrer beiden Hände zum Hinterkopf. Ziehen Sie auf diese Weise unterschiedliche Bahnen auf Ihrer Kopfhaut. Dosieren Sie den Massagedruck nach Ihrem eigenen Wohlgefühl. Wiederholen Sie diesen Griff ungefähr zehn Mal.

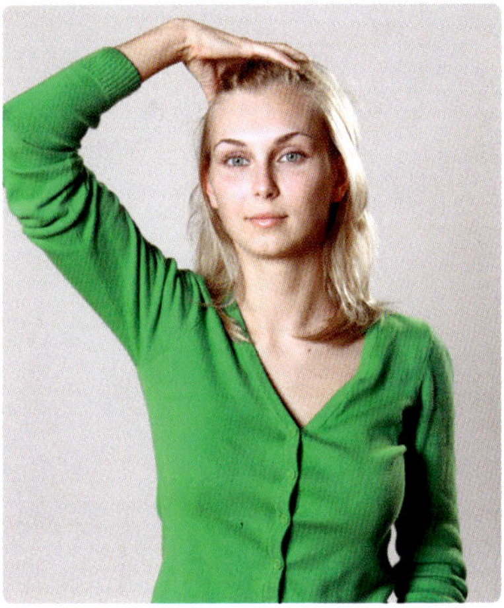

2. Nehmen Sie jetzt beide Hände, legen Sie alle zehn Fingerkuppen auf die Kopfhaut und massieren Sie so kreisend punktuell über Ihren Kopf. Verweilen Sie in kreisförmigen Massagebewegungen am Platz. Nach drei bis vier Atemzügen rücken Sie die Fingerkuppen einige Zentimeter weiter und massieren Sie in gleicher Weise nun dort. Auf diese Art behandeln Sie Ihren Kopf für ungefähr zwei Minuten. Für die beschriebene Massage ist es noch bequemer, wenn Sie sich vor einen Tisch setzen können und sich dort während der Eigenbehandlung mit den Ellenbogen aufstützen.

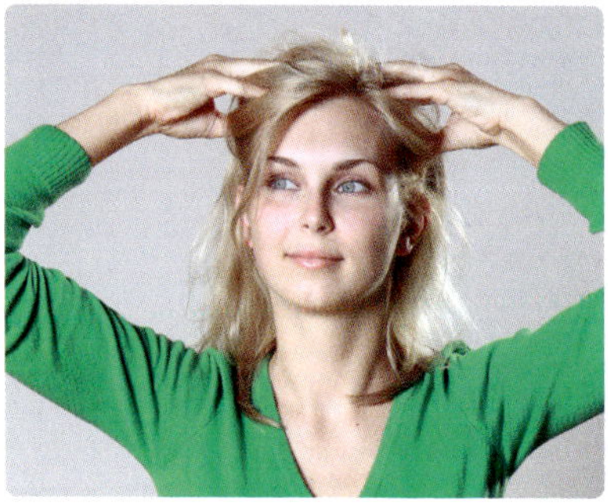

3. Nun führen Sie Mittel- und Ringfinger beider Hände in langen Strichen am Haaransatz entlang. Beginnen Sie mit beiden Händen in der Mitte, oberhalb der Stirn, und ziehen Sie den Haaransatz entlang bis beide Hände sich am Hinterkopf treffen. Wiederholen Sie diesen Griff ungefähr zehn Mal. Atmen Sie währen der gesamten Selbstmassage in Ihrem Atemrhythmus gleichmäßig weiter.

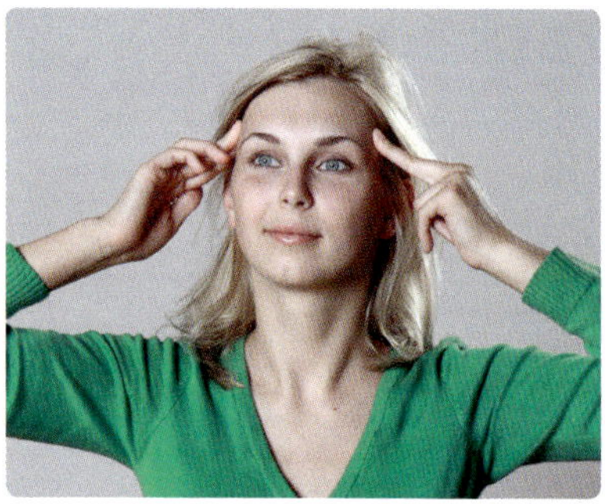

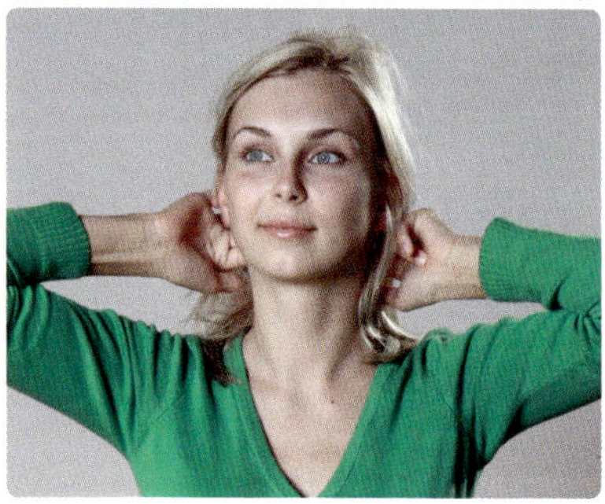

Kleine Gesichtsmassage

Mit einer kleinen Gesichtsmassage kann sich die gesamte Gesichtsmuskulatur entspannen. Angestrengte oder müde Gesichtszüge werden weich. Spannungskopfschmerz kann sich auflösen. Auch hypertone Wangenmuskeln (z. B. der *Muskulus maseter*, der große Kaumuskel), welche unter Umständen Ursache für nächtliches Zähneknirschen ist, lassen sich durch eine Gesichtsbehandlung detonisieren (entspannen). Nach anstrengender Arbeit oder zwischendurch ist solch eine Kurzmassage gut anzuwenden.

1. Schließen Sie Ihre Augen und formen Sie Ihre beiden Hände so, daß Sie sie wie zwei Deckel über Ihre Augen legen können. Wenn möglich, stützen Sie die Ellenbogen wieder auf einem Tisch vor sich ab. Decken Sie die Augen damit für zehn bis fünfzehn Atemzüge ab. Auf diese Weise gönnen Sie den Augen eine Erholungspause. Besonders bei Bildschirmarbeitern ist solch eine Pause eine gut genutzte »Auszeit«.

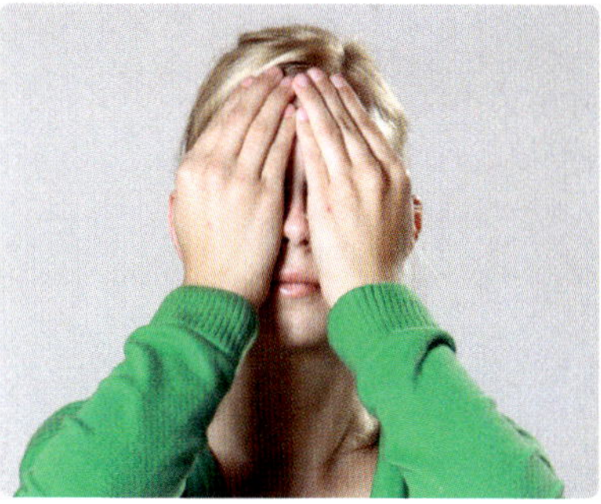

2. Setzen Sie sich nun aufrecht hin und massieren Sie in kreisenden Bewegungen Ihre Schläfen. Führen Sie dieses Kreisen wieder mit Mittel- und Ringfinger beider Hände aus. Wiederholen Sie die Schläfenkreise zehn Mal.

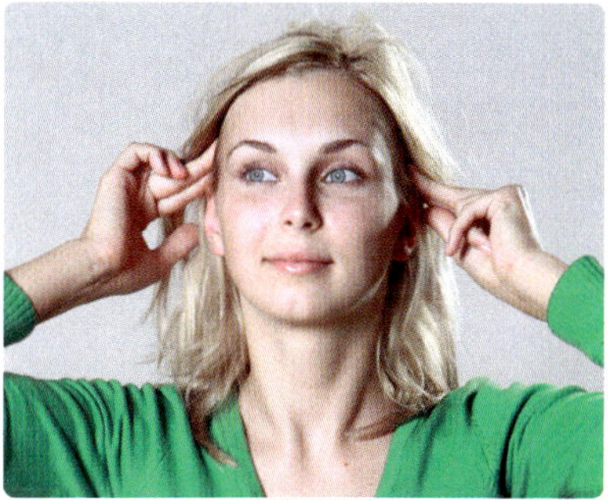

3. Streichen Sie danach in queren Zügen über Ihre Stirn. Mit Ihrem Mittel- und Ringfinger ziehen Sie mittig, etwas unterhalb des Haaransatzes beginnend, nach außen in Richtung Schläfen. Wiederholen Sie das mehrmals. Teilen Sie Ihre Stirn hierfür gedanklich in zwei Bahnen ein. Die erste verläuft unterhalb des Haaransatzes, die zweite oberhalb der Augenbrauen.

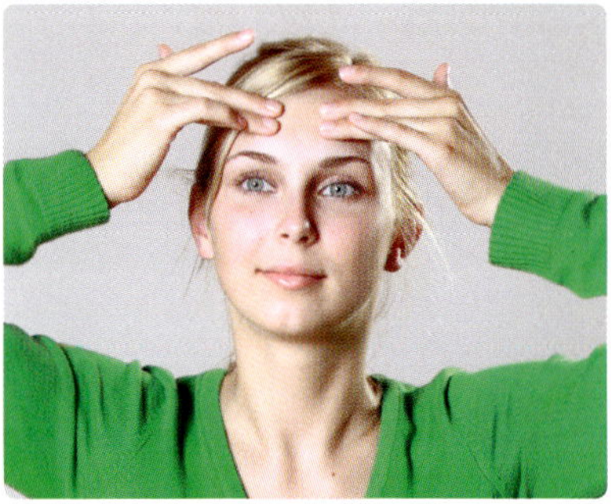

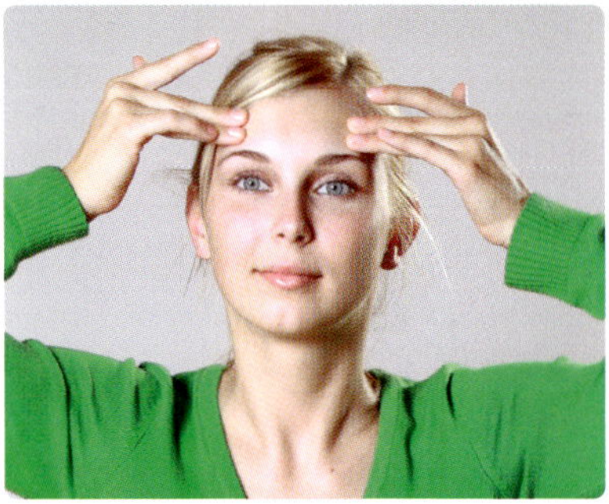

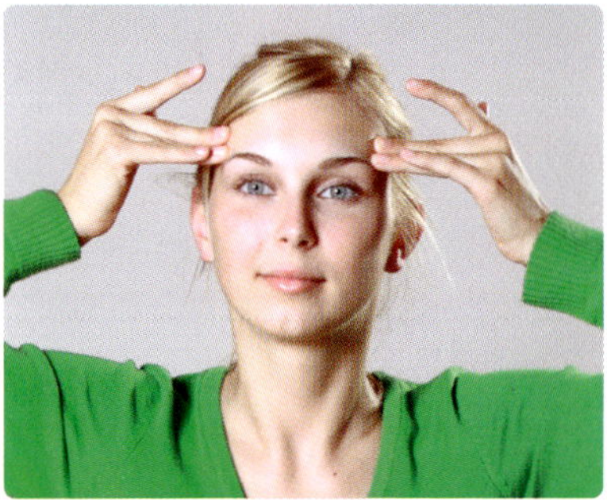

4. Dann streichen Sie Ihre Augenbrauen aus. Ziehen Sie mit den Fingern drei und vier Mal über Ihre beiden Brauen. Beginnen Sie an der Nasenwurzel und lassen Sie den Massagezug an den Schläfen enden. Wiederholen Sie dieses Ausstreichen fünf Mal.

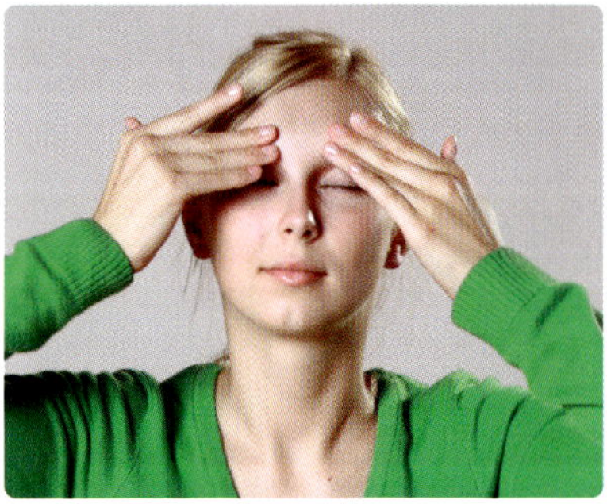

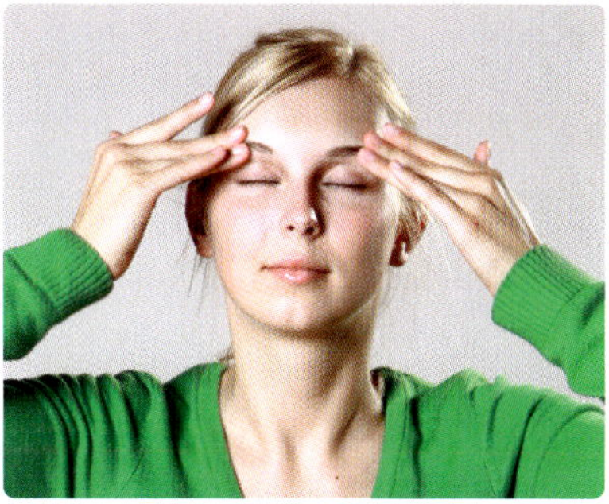

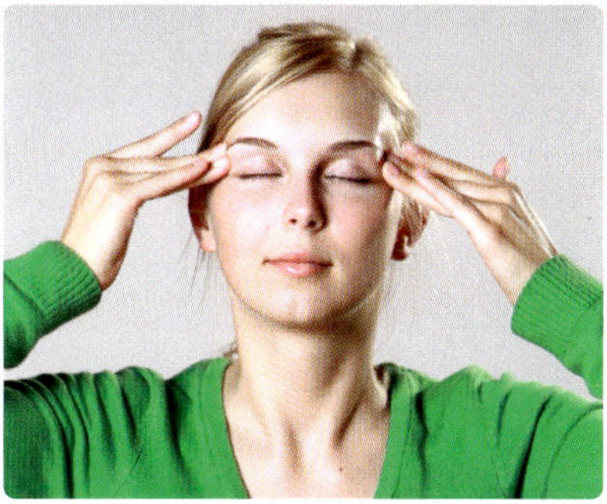

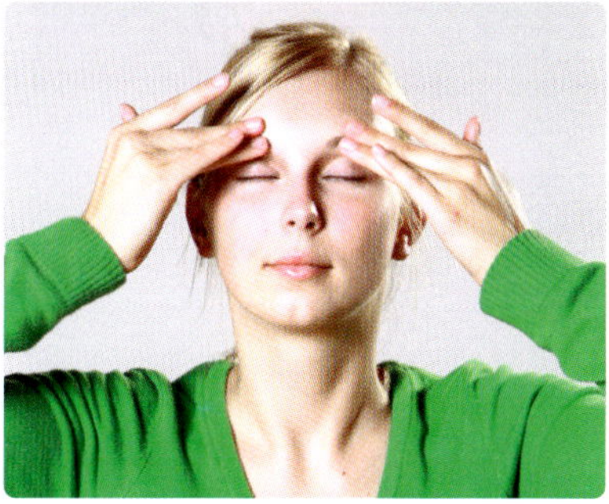

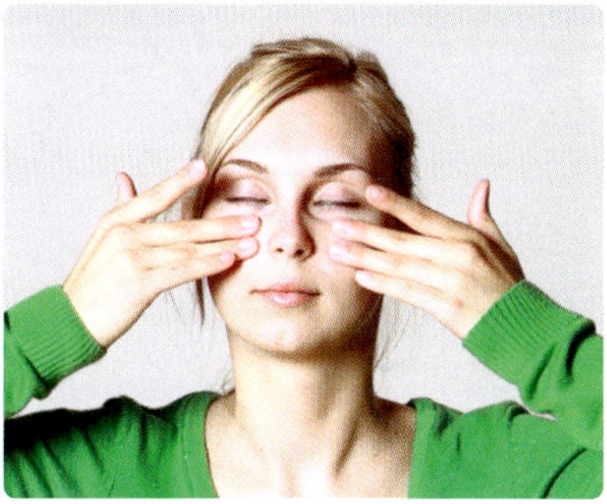

5. Behandeln Sie die Wangenpartie bis herunter zum Kinn, indem Sie sie mit den Fingern beider Hände ausstreichen. Beginnen Sie Ihre Massage unterhalb der Augen auf den Jochbeinen. Von dort aus behandeln Sie in Richtung der Ohren. In dieser Weise massieren Sie die Wangenpartie bis hinunter zum Kinn. Wiederholen Sie die Griffolge fünf Mal.

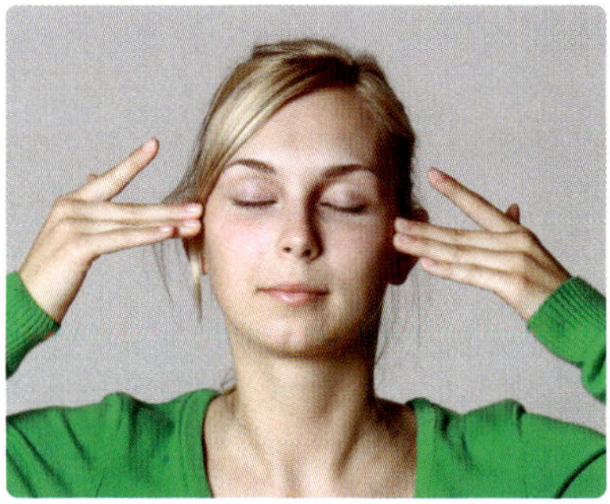

6. Den Hals streichen Sie aus, indem Sie Ihre rechte Hand vom Kinn aus über die linke Seite des Halses streichen lassen, dann mit der linken Hand über die rechte Halsseite und so weiter. Sie beginnen diese Massagegriffe unterhalb des Kinns und lassen Sie auf Höhe des Schlüsselbeins enden. Fünf Mal wiederholen Sie dieses wechselseitige Streichen.

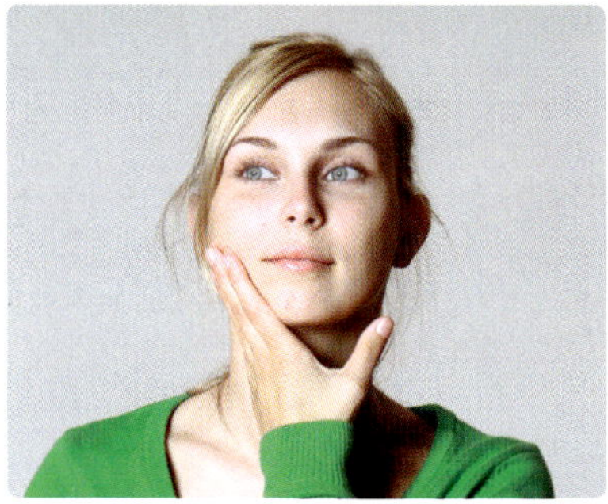

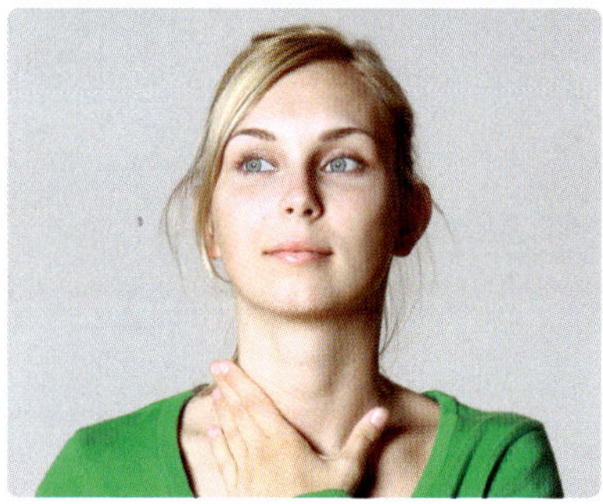

Kleine Ohrenmassage

Auch im Bereich der Ohren befinden sich zahlreiche Reflexpunkte, welche Bezüge zu inneren Organen haben. Die Akupunktur nutzt diese Punkte. Auch eine kleine Ohrmassage kann diese erreichen und stimulieren, wenn auch in diesem Falle nicht so gezielt.

1. Formen Sie Ihre beiden Hände zu einer Art Schale. Setzen Sie sich aufrecht hin oder stützen Sie, wenn möglich Ihre Ellenbogen vor sich auf einen Tisch auf. Legen Sie nun die Hände auf die Ohren, so daß die Ohren verdeckt werden. Schließen Sie Ihre Augen und spüren Sie diese Umhüllung Ihrer Hände. Für fünf gleichmäßige Atemzüge bleiben Sie in der Haltung.

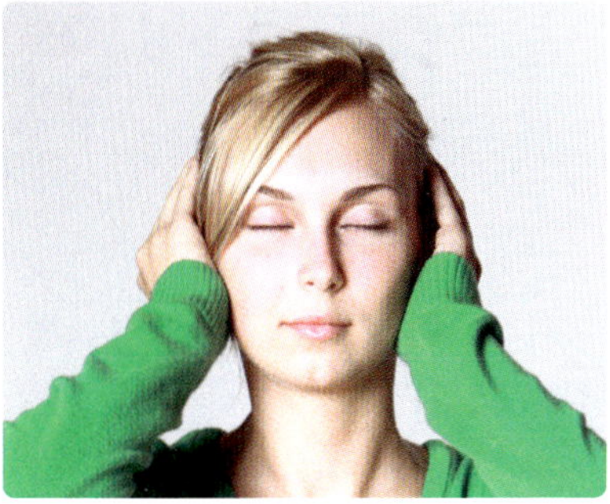

2. Ziehen Sie die Ohren jetzt. Beginnen Sie mit Zeigefinger und Daumen die Ohren an der unteren Ohrmuschel, etwas oberhalb der Ohrläppchen leicht nach unten zu ziehen. Halten Sie den Zug für drei Atemzüge. Dann führen Sie Daumen und Zeigefinger zur Mitte des Ohres und führen den Zug sanft nach hinten aus. Wieder halten Sie für drei Atemzüge.

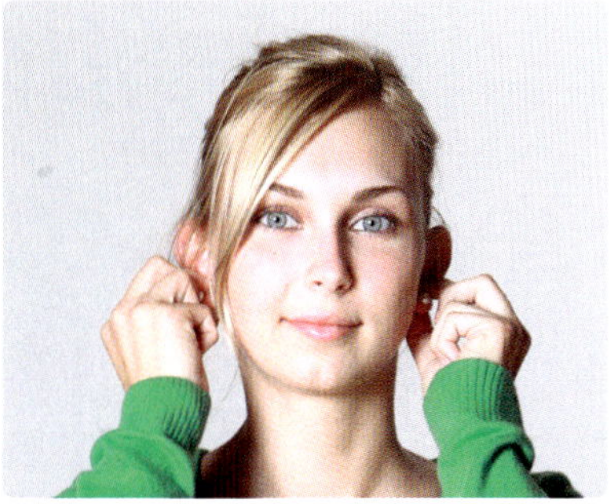

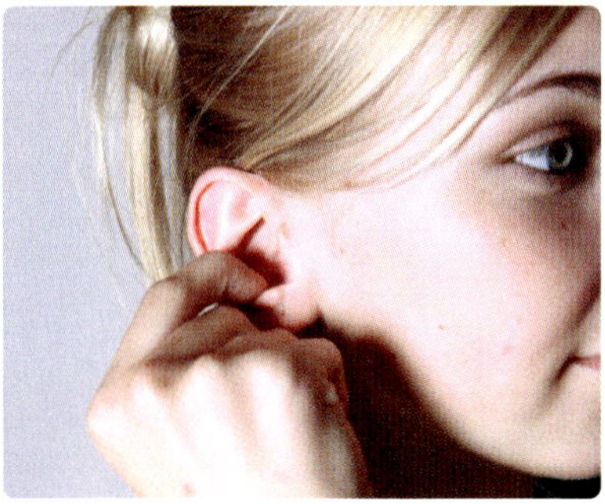

Danach ziehen Sie die Ohren nach oben. Hierfür legen Sie Daumen und Zeigefinger am oberen Ohrrand an und heben die Hände etwas aufwärts. Auch diese Position halten Sie für drei Atemzüge.

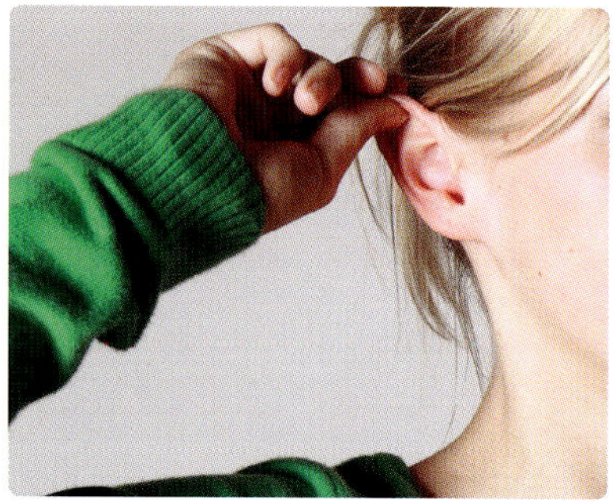

3. Kneten Sie nun die Ränder Ihrer Ohren. Beginnen Sie dafür an den Ohrläppchen und bearbeiten Sie jeweils, mit Daumen und Zeigefinger, beide Ohrränder. Dabei arbeiten Sie aufwärts zum oberen Rand der Ohren und wieder zurück zu den Ohrläppchen und so weiter. Das ganze wiederholen Sie fünf Mal.

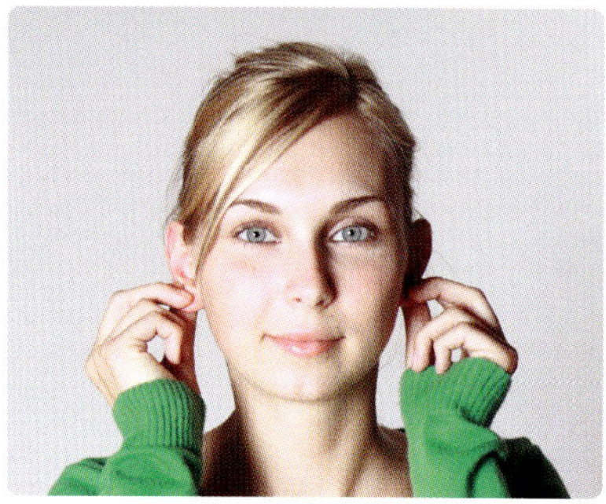

Kleine Nackenmassage

Gerade die verspannte Nackenmuskulatur ist es, welche uns Spannungskopfschmerzen bescheren kann. Auch hier entsteht die Anspannung der Muskelgruppe durch einseitige Körperhaltung beim Arbeiten. Aber auch psychische Spannungen oder allgemein negativer Streß bringen die Nackenmuskeln in einen Hypertonus. Die kleine Nackenmassage zwischendurch bringt hier schnelle Hilfe.

1. Ziehen Sie mit den Kuppen von Mittel- und Ringfinger beider Hände lange Massagezüge im Bereich Ihres Nackens. Sie beginnen am Hinterhaupt und ziehen rechts bzw. links neben der Wirbelsäule hinunter und zwar bis über den oberen Rand des Kapuzenmuskels. Wiederholen Sie dieses fünf Mal.

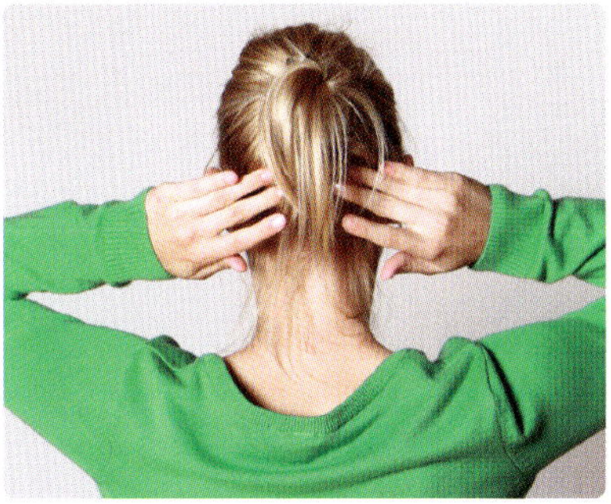

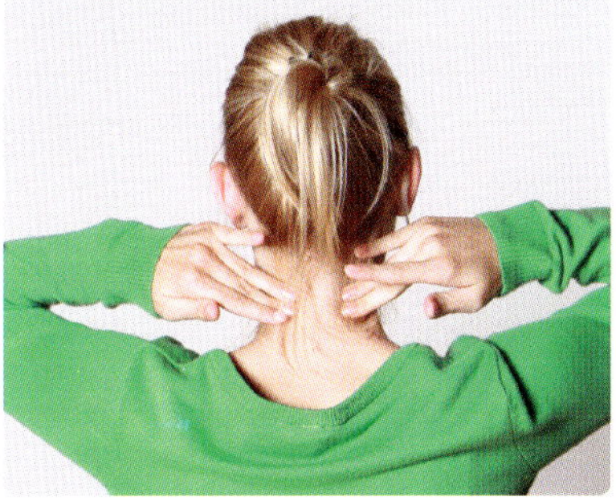

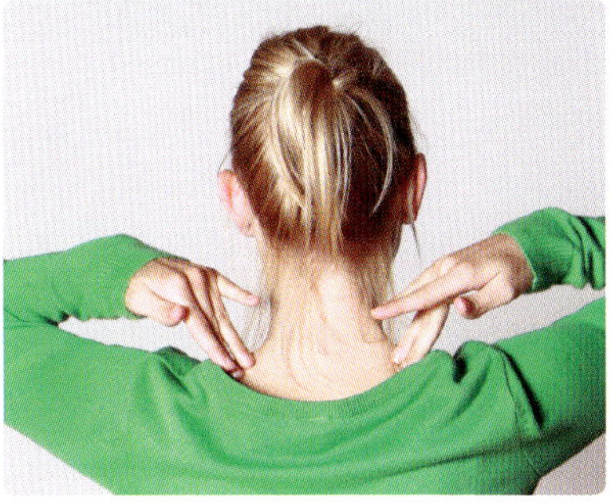

2. Massieren Sie den Bereich Ihrer Nackenmuskulatur nun mit queren Zügen. Sie beginnen erneut mit den Kuppen von Mittel- und Ringfinger am Hinterhaupt. Hier ziehen Sie auf der Linie des Hinterhauptbeins in Richtung Ohren. Setzen die Fingerkuppen dann etwa einen Zentimeter tiefer neben der Halswirbelsäule an und ziehen von dort zu den Seiten und so weiter, bis Sie schließlich auf Höhe des siebten Halswirbels (*Prominenz*) angekommen sind. Dann beginnen Sie wieder am Hinterhauptbein und ziehen in gleicher Form abwärts. Das ganze wiederholen Sie drei Mal.

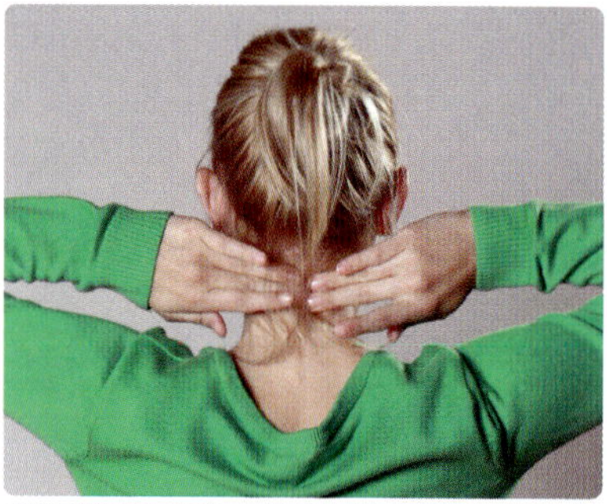

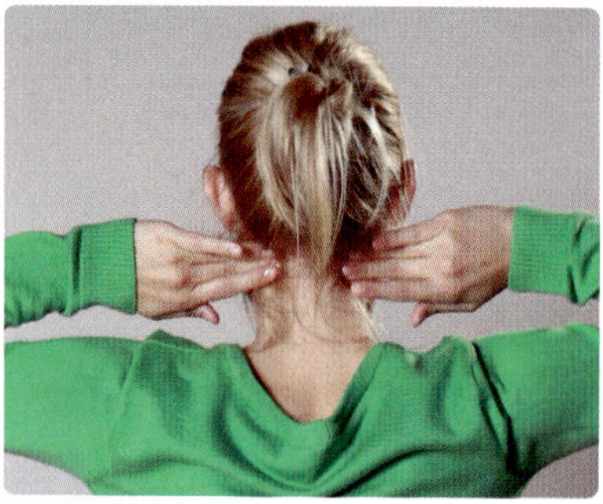

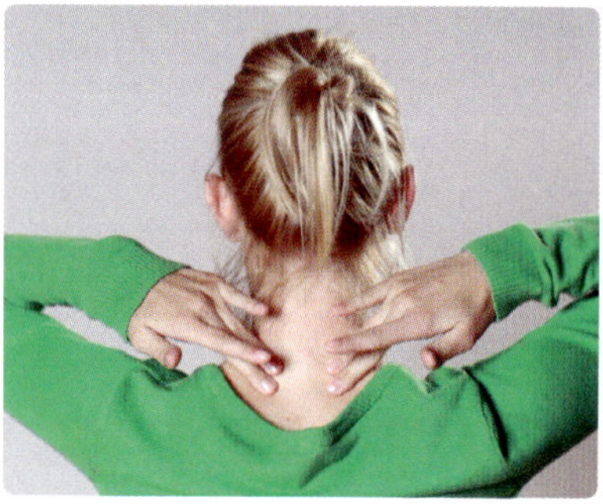

3. Dann legen Sie die Fingerkuppen aller Finger nach hinten oben auf den quer verlaufenden Teil des Trapezius. Ziehen Sie anschließend Ihre Fingerkuppen gemeinsam von hinten nach vorn. Auf diese Weise kneten Sie den Trapeziusrand. Wiederholen Sie diesen Griff fünf Mal.

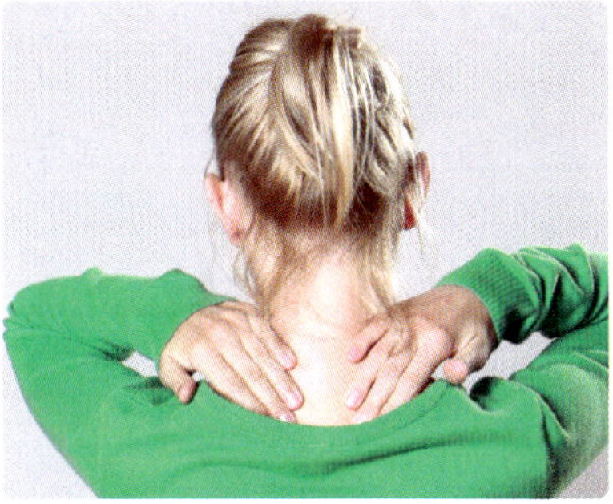

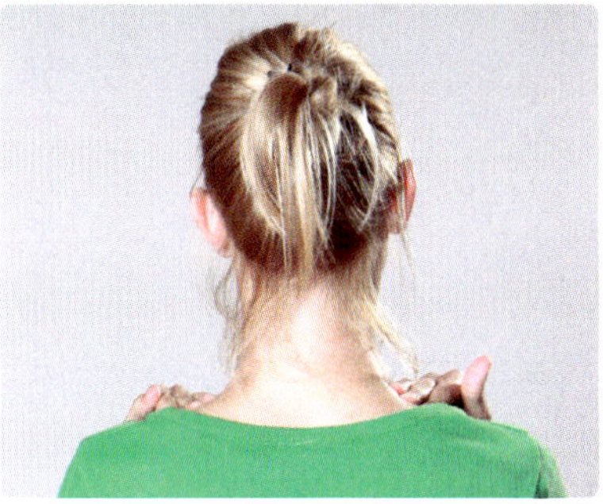

Kleine Hand- und Unterarmmassage

Unsere Hände sind so etwas wie unsere direkten Werkzeuge. Sie sind im Alltag oft gefordert, manchmal auch sehr einseitig. Denken wir nur einmal an die Arbeit am PC sowie das bedienen der Maustaste. Die kleine Hand-Unterarm-Massage sorgt hier für einen gesunden Ausgleich.

Setzen Sie sich für die Massage der Hände und Arme bequem auf einen Stuhl, auf eine Decke oder Gymnastikmatte oder einfach auf den Boden. Auch bei dieser Behandlung ist es empfehlenswert, beide Arme und Hände zu massieren. Beginnen Sie wieder mit der rechten Hand, dann folgt der rechte Arm, im Anschluß behandeln Sie die linke Seite.

1. Zwischen Daumen und Zeigefinger Ihrer linken Hand massieren Sie die Finger Ihrer rechten Hand. Dabei beginnen Sie mit dem kleinen Finger und kneten ihn von der Fingerspitze bis zum Fingergrundgelenk. Wiederholen Sie das drei Mal. Danach massieren Sie den Ringfinger und so weiter, bis Sie beim Daumen angekommen sind.

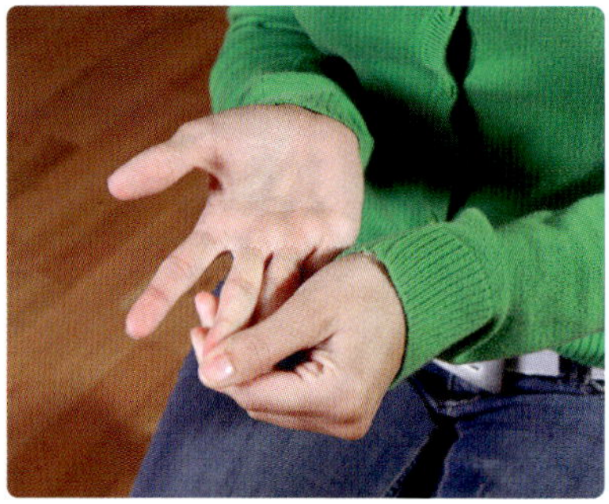

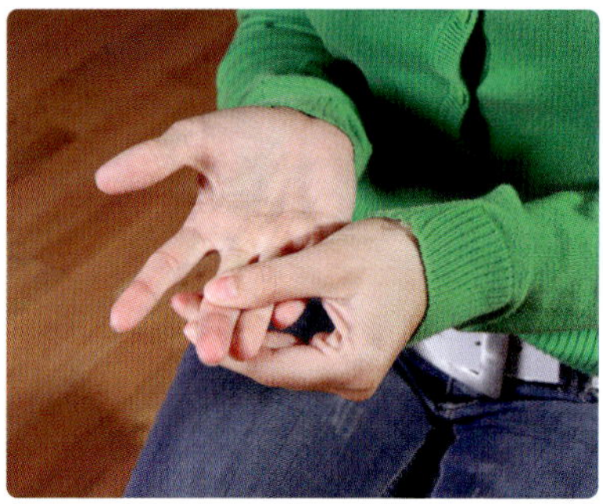

2. Dann massieren Sie mit der Kuppe des linken Daumens Ihren rechten Handrücken. Lassen Sie den linken Daumen zehn Mal über den rechten Handrücken kreisen.

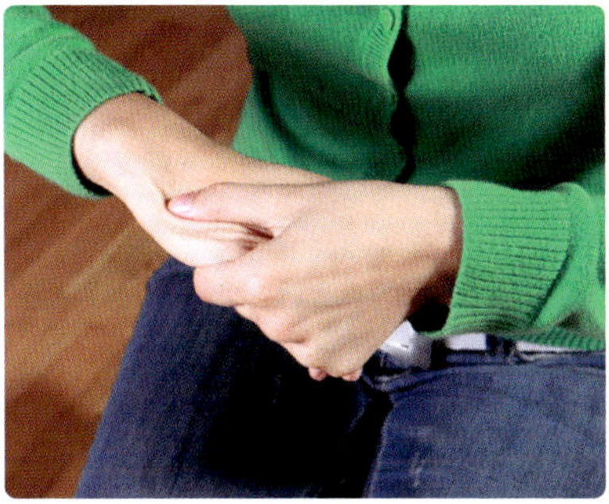

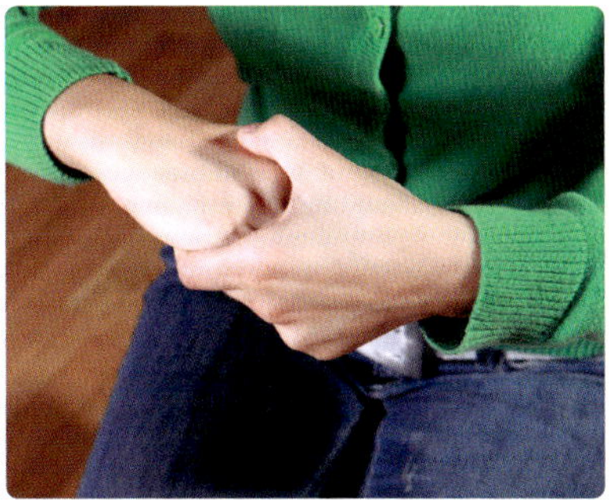

3. Danach massieren Sie Ihre rechte Innenhand. Wieder lassen Sie die Daumenkuppe der linken Hand, dieses Mal über die Handinnenfläche (zur Handkante hin) kreisen. Tun Sie das zehn Mal in Richtung Handkante und danach zehn Mal in Richtung Daumenballen.

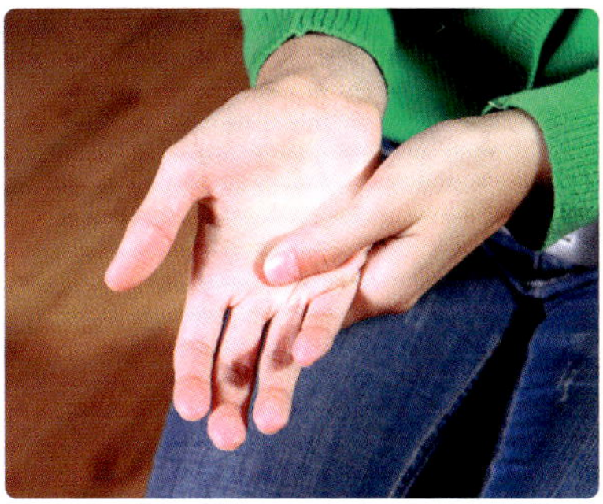

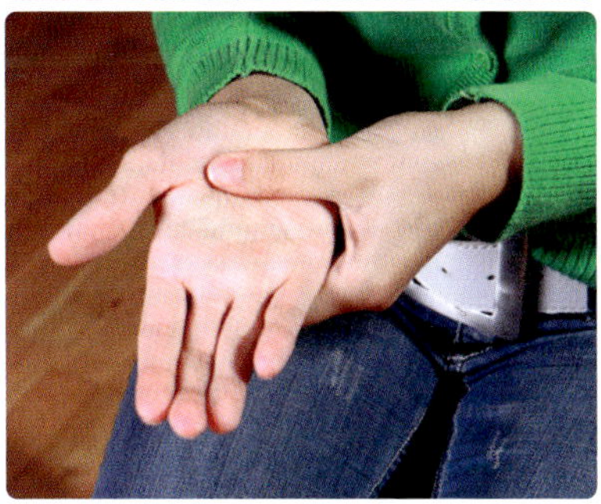

4. Dann kneten Sie mit Ihrer linken Hand Ihren rechten Unterarm. Beginnen Sie am Handgelenk und arbeiten Sie sich bis zum Ellenbogen hinauf. Von dort aus kneten Sie zurück zum Handgelenk. Das wiederholen Sie fünf Mal.

Behandeln Sie danach die linke Hand sowie den linken Unterarm in gleicher Weise.

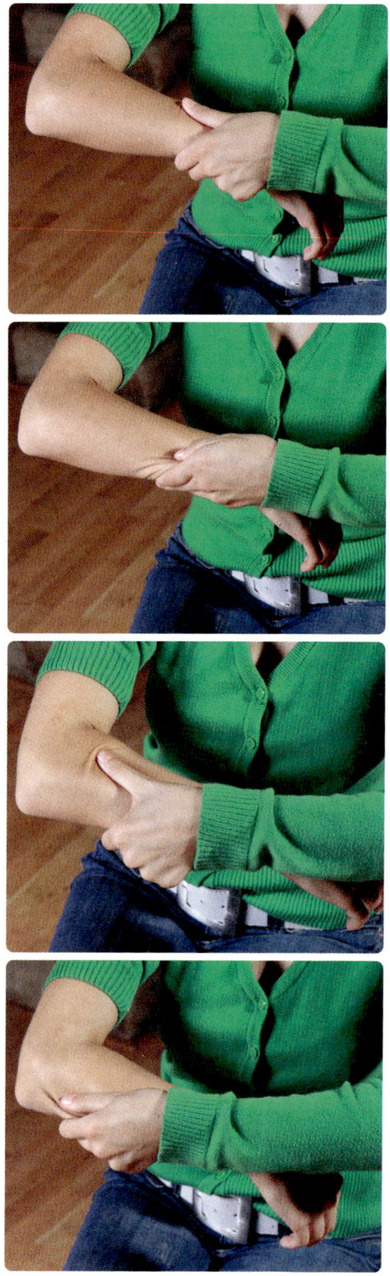

Kleine Fußmassage

Eine Fußmassage empfinden die meisten Menschen als ganz besonders wohltuend. Denn unsere Füße müssen uns ja den ganzen Tag tragen. Dabei sind sie häufig mit modisch schönem Schuhwerk bedeckt, was jedoch oft genug zusätzlich einengt. Bei einer kleinen Fußmassage dürfen sie sich dann entfalten. Auch die Reflexzonen im Bereich der Füße werden aktiviert. Insbesondere Menschen, die zu kalten Füßen neigen, profitieren von einer solchen Behandlung.

Für die Massage am Fuß können Sie sich auf einem Hocker, Stuhl oder anderem Sitzmöbel niederlassen.

1. Beginnen Sie damit, Ihren rechten Fuß mit beiden Händen auszustreichen. Streichen Sie dabei sowohl über die Fußsohle wie auch über den Fußrücken. Wiederholen Sie dieses Ausstreichen fünf Mal.

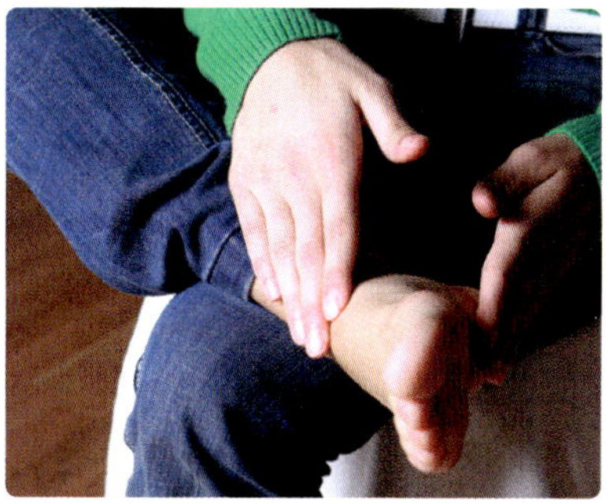

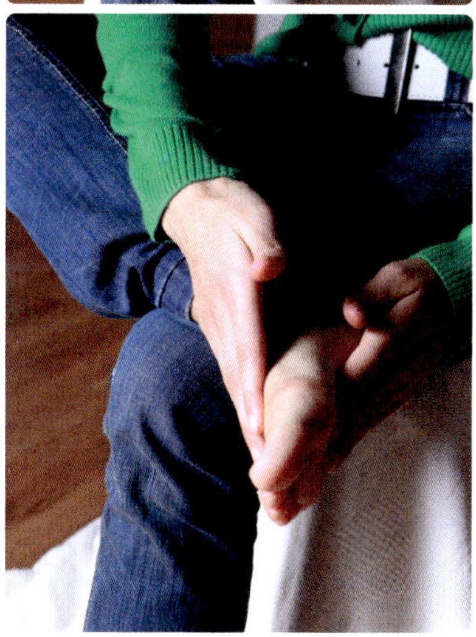

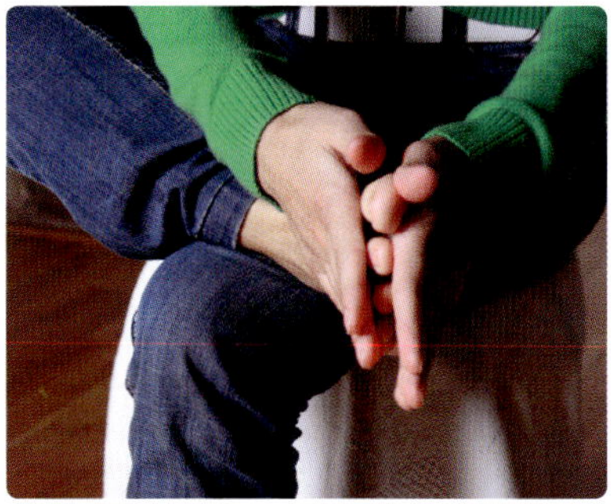

2. Danach kneten Sie mit Zeigefinger und Daumen Ihrer rechten Hand den kleinen Zeh am rechten Fuß. Das tun Sie mehrmals, wechseln nun zum nächsten Zeh und kneten ihn in gleicher Weise und so weiter, bis Sie beim Großzeh angekommen sind.

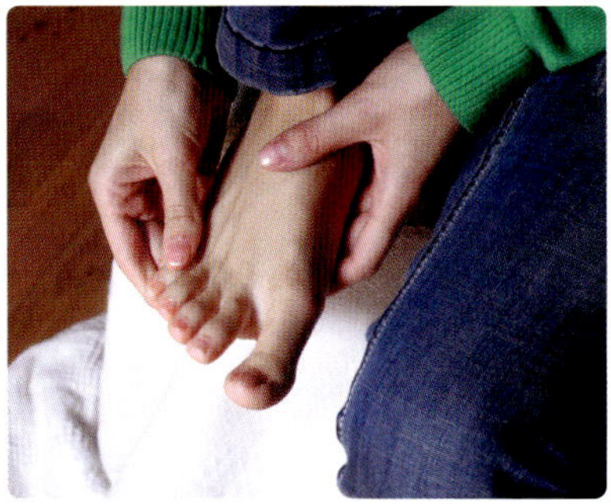

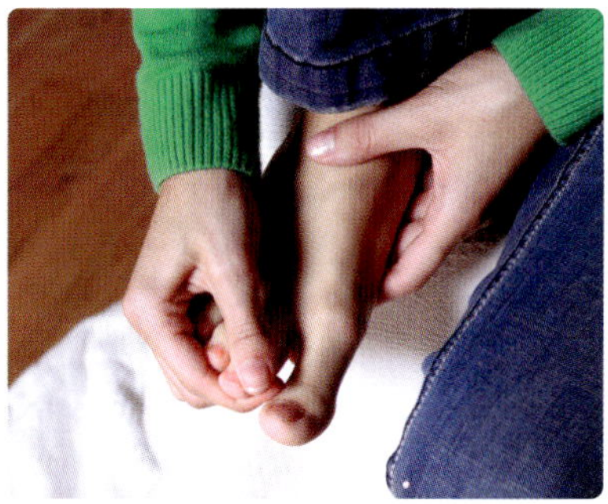

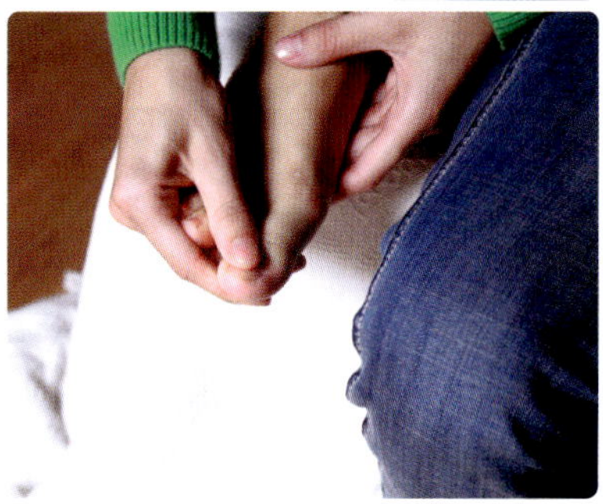

3. Mit beiden Händen massieren Sie jetzt Ihren rechten Vorderfuß. Indem Sie beide Daumen über den Fußrücken kreisen lassen, wird Ihr Fuß behandelt. Wiederholen Sie die Massagekreise zehn Mal.

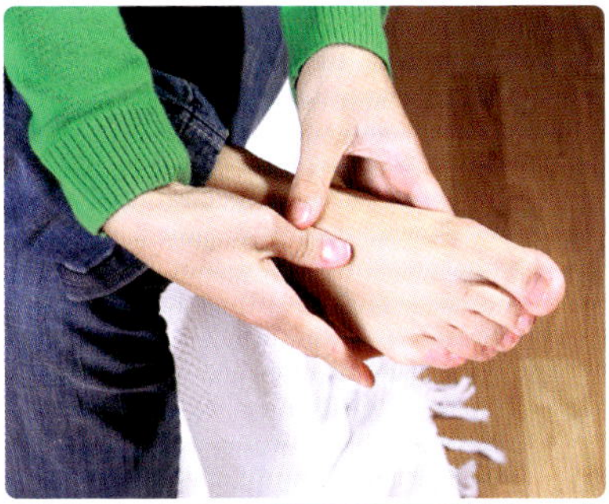

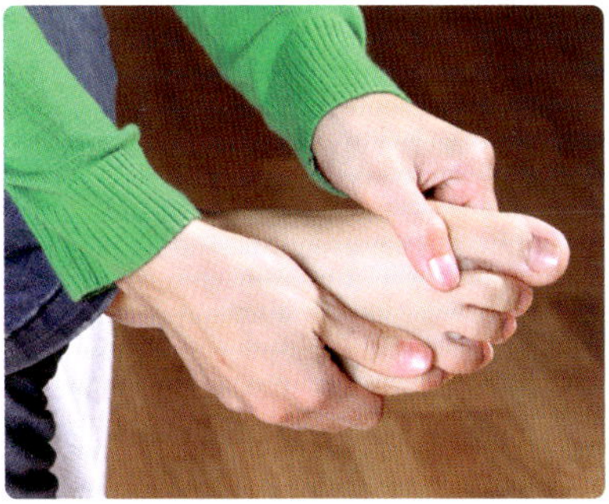

4. Drehen Sie den Fuß und behandeln Sie jetzt die Fußsohle. Bleiben Sie am vorderen Fuß und massieren Sie mit beiden Daumen den Bereich der Fußsohle. Umfassen Sie Ihren rechten Fuß mit beiden Händen. So können die Daumen am besten arbeiten. Wenn Sie diesen Griff zehn Mal ausgeführt haben, machen Sie weiter mit der Massage der Ferse.

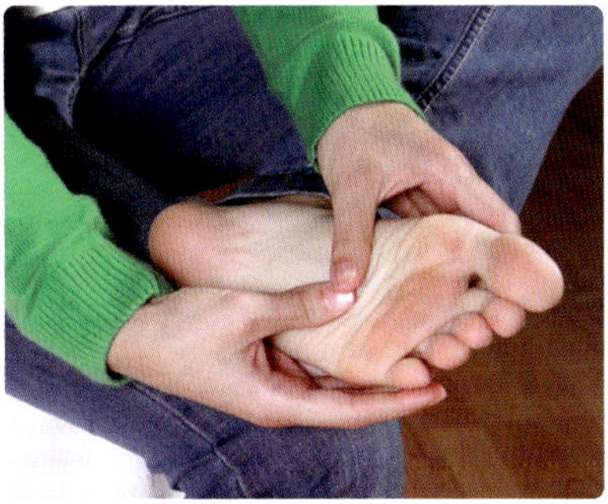

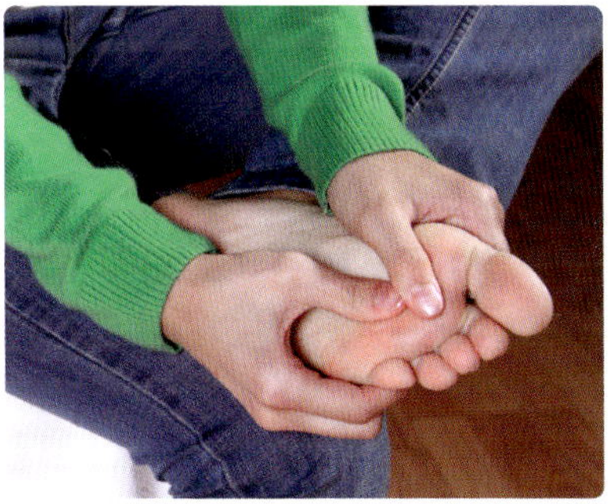

5. Für den folgenden Massagegriff fixieren Sie den Fuß mit Ihrer rechten Hand am Fußrücken. Mit dem Daumen sowie Daumenballen der linken Hand kneten Sie Ihre Ferse. Führen Sie diese Knetung fünf Mal durch.

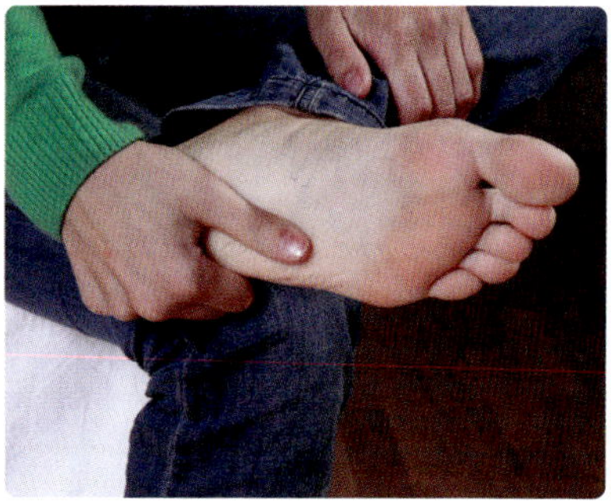

Danach behandeln Sie Ihren linken Fuß in gleicher Weise.

Alle zuvor beschriebenen »kleinen Selbstmassagen« können sowohl mit Massageöl als auch ohne Öl durchgeführt werden. Entscheiden Sie ganz nach eigenem Empfinden und Wohlgefühl.

Liebe Leserin, lieber Leser, –

ich hoffe, Sie haben Freude an diesem Buch und auch Hilfe in ihm gefunden.

Carola Bleis

Über die Autorin

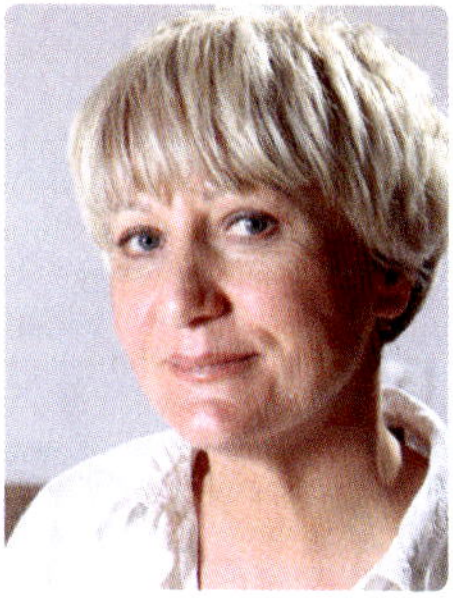

Carola Bleis arbeitet seit über zwanzig Jahren als Dozentin für Bewegungstherapien und Massage mit dem Schwerpunkt ganzheitliche Therapieformen. Sie ist staatlich geprüfte Masseurin, medizinische Bademeisterin und Bewegungstherapeutin und arbeitet in der Erwachsenenbildung, beispielsweise für Berufsverbände im Bereich der Physiotherapie u. ä. Sie leitet Weiterbildungen und Seminare. Für unterschiedliche Fachzeitschriftverlage schreibt sie regelmäßig Beiträge zu den Themen Massage, Bewegung, Wellness. Sie ist Autorin verschiedener Sachbücher und Ratgeber.

Carola Bleis, Salzdahlumer Straße 317 e, 38126 Braunschweig
www.carolableis.de, edzard.bleis@t-online.de

Die Autorin lehrt an der »Schule für Berufe mit Zukunft« in Köln und möchte auf die Weiterbildungsangebote des VPT hinweisen:

Die Schule für Berufe mit Zukunft, IFBE med. GmbH
Im Media Park 4 e, 50670 Köln
Tel. 0221 92151214, Fax. 0221 92151210, www.die-schule.de

Die Schule hat bundesweit unterschiedliche Ausbildungsstandorte (Genaueres über die Internetseite), sie bildet u. a. Ergotherapeuten, Masseure und Physiotherapeuten aus. Teil der Ausbildung ist die im Buch beschriebene Bindegewebsmassage.

Verband Physikalische Therapie, VPT Informations-Fortbildeungsservice
Hofweg 15, 22085 Hamburg
Tel. 040 22723233, Fax.040 22723239, www.vpt-online.de

Der VPT ist ein Berufsverband für Masseure und Physiotherapeuten. Er bietet in allen Bundesländern unterschiedliche Seminare und Weiterbildungen für Massagetherapien und anderes an (auch für Nichtmitglieder).

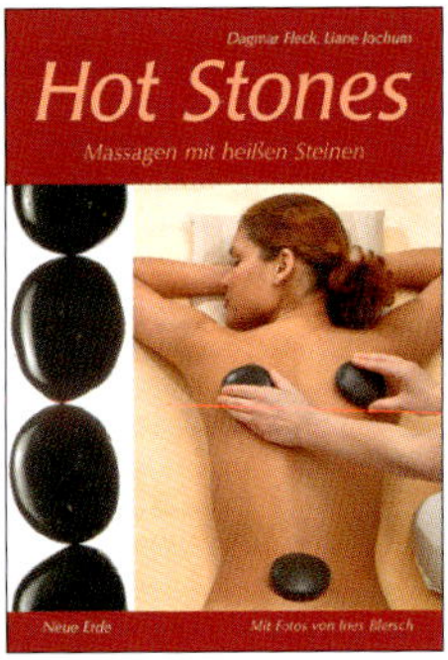

Dagmar Fleck,
Liane Jochum
Hot Stones – Massagen mit heißen Steinen
Klappenbroschur, 128 Seiten, viele Farbfotos von Ines Blersch
ISBN 978-3-89060-244-8

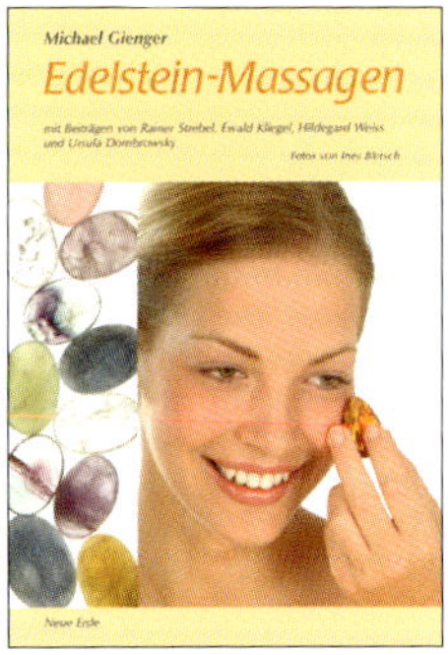

Michael Gienger
Edelstein-Massagen
Pb., 160 Seiten, durchgehend farbig, 290 Abb., viele Farbfotos von Ines Blersch
ISBN 978-3-89060-082-6

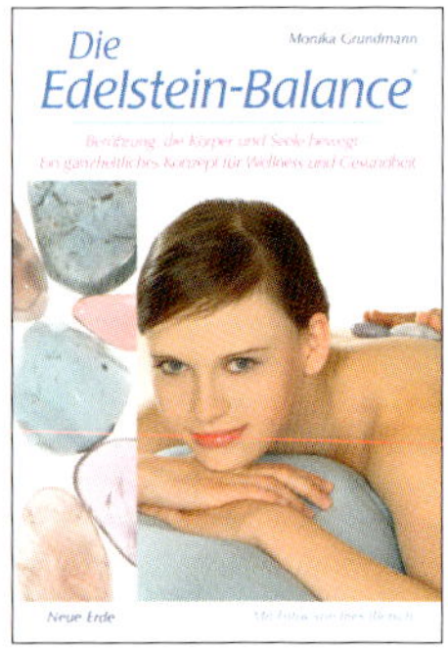

Monika Grundmann
Die Edelstein-Balance
Pb., 112 Seiten, durchgehend farbig, viele Farbfotos von Ines Blersch
ISBN 978-3-89060-227-1

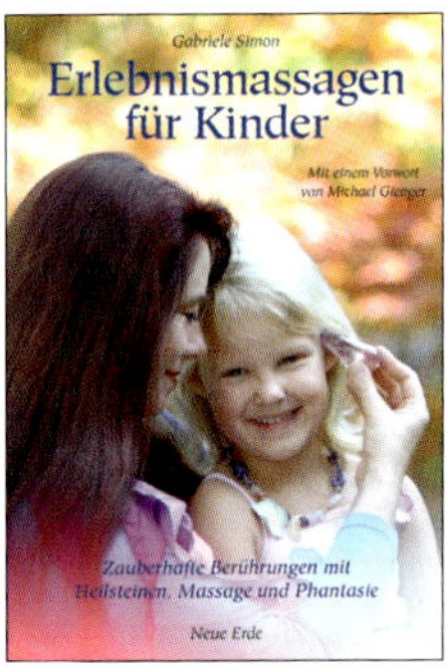

Gabriele Simon
Erlebnismassagen für Kinder
Zauberhafte Berührungen mit Heilsteinen, Massage und Phantasie
Pb., 144 Seiten, 140 farbige Abbildungen
ISBN 978-3-89060-093-2

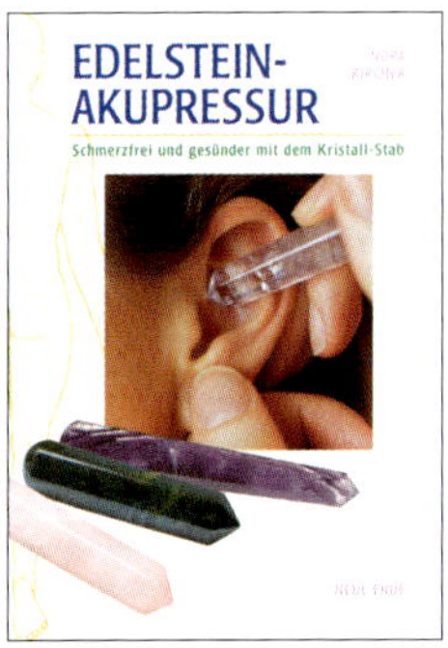

Nora Kircher
Edelstein-Akupressur
Schmerzfrei und gesünder mit dem Kristall-Stab
Pb., 112 Seiten, durchgehend Farbfotos, Fadenheftung
ISBN 978-3-89060-072-7

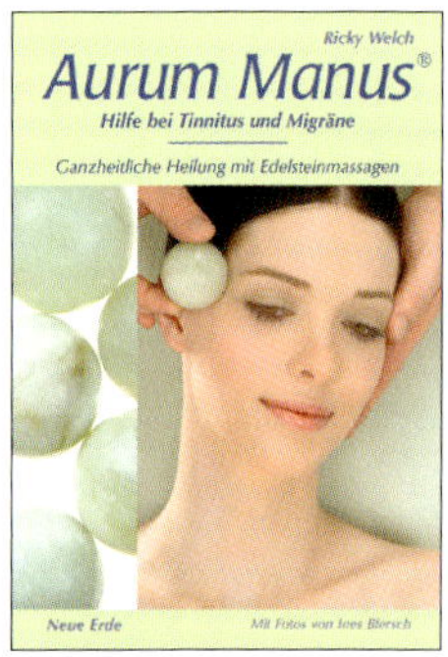

Ricky Welch
Aurum Manus
Hilfe bei Tinnitus und Migräne
Pb., 144 Seiten, durchgehend farbig illustriert
ISBN 978-3-89060-226-4

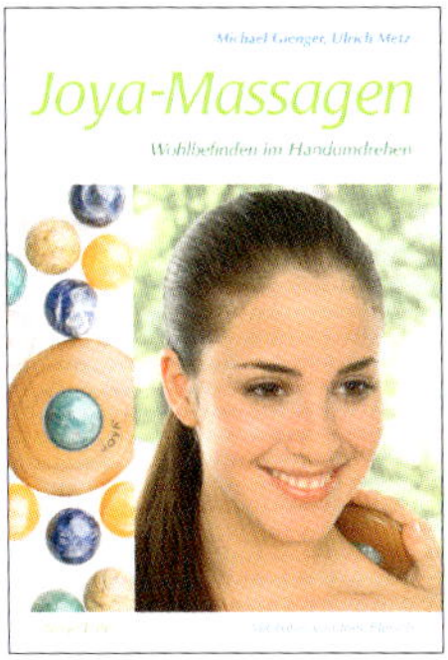

Michael Gienger,
Ulrich Metz
Joya-Massagen
Wohlbefinden im
Handumdrehen
*Paperback mit Faden,
224 Seiten*
ISBN 978-3-89060-242-4

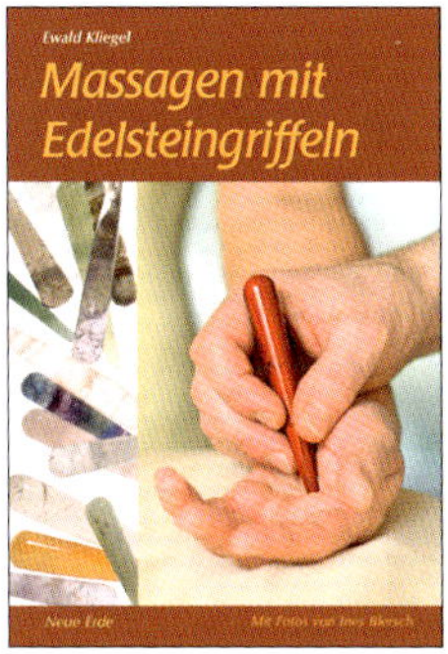

Ewald Kliegel
**Massage mit
Edelsteingriffeln**
*Paperback, 144 Seiten,
durchgehend farbig illustriert*
ISBN 978-3-89060-516-6

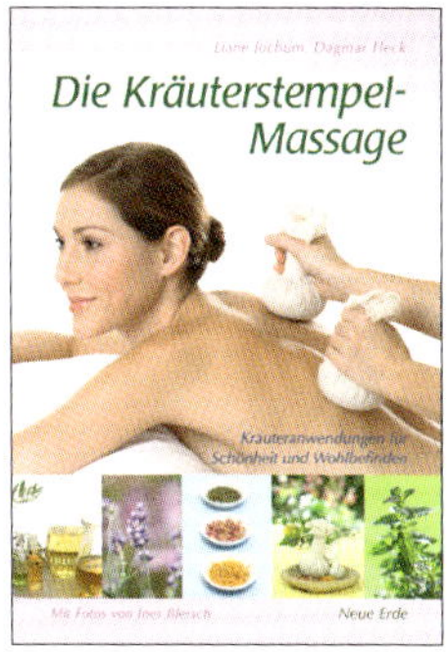

Liane Jochum,
Dagmar Fleck
Kräuterstempel-Massage
Kräuteranwendungen
für Schönheit und
Wohlbefinden
*Paperback, 160 Seiten, durch-
gehend farbige Abbildungen*
ISBN 978-3-89060-538-8a

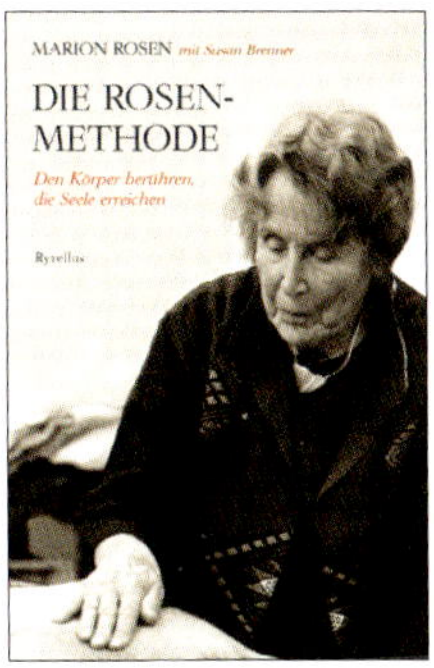

Marion Rosen,
S. Brenner
Die Rosen-Methode
Den Körper berühren,
die Seele erreichen
*Paperback, 128 Seiten,
Überformat 17 x 12 cm*
ISBN 978-3-89060-252-3

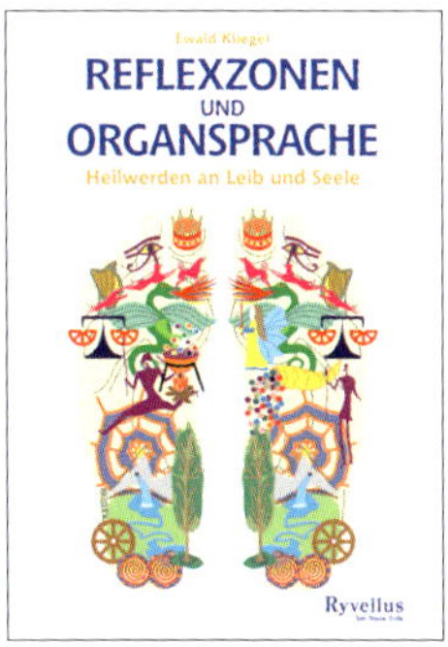

Ewald Kliegel
**Reflexzonen und
Organsprache**
Heilwerden an Leib
und Seele
Paperback, 128 Seiten
ISBN 978-3-89060-272-1

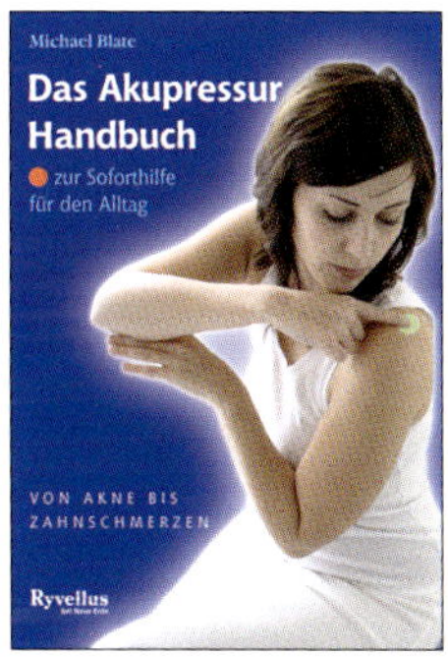

Michael Blate
**Das Akupressur
Handbuch**
Zur Soforthilfe
für den Alltag
Paperback, 228 Seiten
ISBN 978-89060-531-9

Bücher von NEUE ERDE im Buchhandel

Im deutschen Buchhandel gibt es mancherorts Lieferschwierigkeiten bei den Büchern von NEUE ERDE. Dann wird Ihnen gesagt, dieses oder jenes Buch sei vergriffen. Oft ist das gar nicht der Fall, sondern in der Buchhandlung wird nur im Katalog des Großhändlers nachgeschaut. Der führt aber allenfalls 50% aller lieferbaren Bücher. Deshalb: Lassen Sie immer im VLB (Verzeichnis lieferbarer Bücher) nachsehen, im Internet unter **www.buchhandel.de**

Alle lieferbaren Titel des Verlags sind für den Buchhandel verfügbar.

Sie finden unsere Bücher in Ihrer Buchhandlung oder im Internet unter **www.neue-erde.de**

Bücher suchen unter: **www.buchhandel.de**. (Hier finden Sie alle lieferbaren Bücher und eine Bestellmöglichkeit über eine Buchhandlung Ihrer Wahl.)

Bitte fordern Sie unser Gesamtverzeichnis an unter

NEUE ERDE GmbH
Cecilienstr. 29 · D-66111 Saarbrücken
Fax: 0681 390 41 02 · info@neue-erde.de

NEUE ERDE